# DIET
## SHINGO

# DIET
## SHINGO
### CONTENTS
目次

---

### PROLOGUE
僕はこんなに太っていた。

**008**
PHOTOGRAPH/ダイエット記録写真
**1st week 1st DAY**

**010**
INTERVIEW-1
人生、ずっとダイエット。

特別綴じ込み
**The NUDE PHOTOGRAPH**

**018**
僕は何を食べていたのだろう。

**020**
本書の読み方

---

**021**
# 1st week
**1st DAY-7th DAY**
第1週

**031**
# 2nd week
**8th DAY-14th DAY**
第2週

## RECIPE
### オリジナルレシピ集

**040**
ルッコラと大豆、モッツアレラチーズのサラダ／
スペイン風野菜オムレツ

**041**
4種類のナムルと目玉焼きのせご飯／グリーンサラダ／
タマネギ、エノキ、長ネギの味噌汁

**042**
鶏ささ身とナメコの雑炊／高野豆腐の煮物／納豆と野沢菜和え／
しらすおろし／ナメコ、タマネギ、椎茸の味噌汁

**044**
水菜と大根とじゃこのサラダ／
ロールキャベツ

**045**
中華風うま煮／ミョウガと竹輪とキュウリの酢の物／
アサリとタマネギ、三つ葉の味噌汁

---

## 047
# 3rd week
### 15th DAY–21st DAY
第3週

## 057
# 4th week
### 22nd DAY–28th DAY
第4週

---

## 066
### INTERVIEW-2
4週間でここまで変わった。

## 072
### PHOTOGRAPH／ダイエット記録写真
### 4th week 28th DAY

## 075
## 5th week
**29th DAY–35th DAY**
第5週

## 085
## 6th week
**36th DAY–42nd DAY**
第6週

## 095
## 7th week
**43rd DAY–49th DAY**
第7週

## 103
## 8th week
**50th DAY–56th DAY**
第8週

## EPILOGUE
ここまでヤセたよ!

## 112
**INTERVIEW-3**
8週間のダイエットを終えて。

## 118
**PHOTOGRAPH/ダイエット記録写真**
**8th week 56th DAY**

## 121
### THE SHINGO METHOD
誰でもヤセられる
8週間ダイエットメニュー

## 122
# part 1

[基礎編] まず知っておきたいこと。

あなたも肥満かも!?／どうして太るの?／食生活を自己管理する／運動はなぜ必要?／8週間ダイエットの基本プラン／食事と運動をどう組み合わせる?

## 128
# part 2

[食事編] 何をどう食べたらいいの?

食べすぎてませんか?／カロリーをどの程度抑えるか／1日3回、炭水化物と野菜を／外食は賢く食べる／食事日記をつけよう／目に見える脂肪を減らそう／夕食こそヤセるチャンス!／ゆっくりよく噛んで／水はたっぷり、アルコールとお菓子は控えめに／揃ってますか、4アイテム／食事のカロリーを計算しよう

## 142
# part 3

[運動編] どんな運動が必要なの?

エアロビクスから始めよう／筋トレで体質改善!／どんなエアロを選ぶ?／ラクだからこそ脂肪は燃える／ダンベルで世界は変わる／筋トレを効かせるコツ／大きな筋肉から鍛える／ストレッチを忘れずに／こんなサプリで効果倍増／カラダを動かす習慣を

| | | |
|---|---|---|
| **SHINGO語録01** ----- 30 | **SHINGO語録05** ----- 84 |
| **SHINGO語録02** ----- 46 | **SHINGO語録06** ----- 94 |
| **SHINGO語録03** ----- 56 | **SHINGO語録07** ---102 |
| **SHINGO語録04** ----- 74 | **SHINGO語録08** ---110 |

**PROLOGUE**
# 僕はこんなに太っていた。

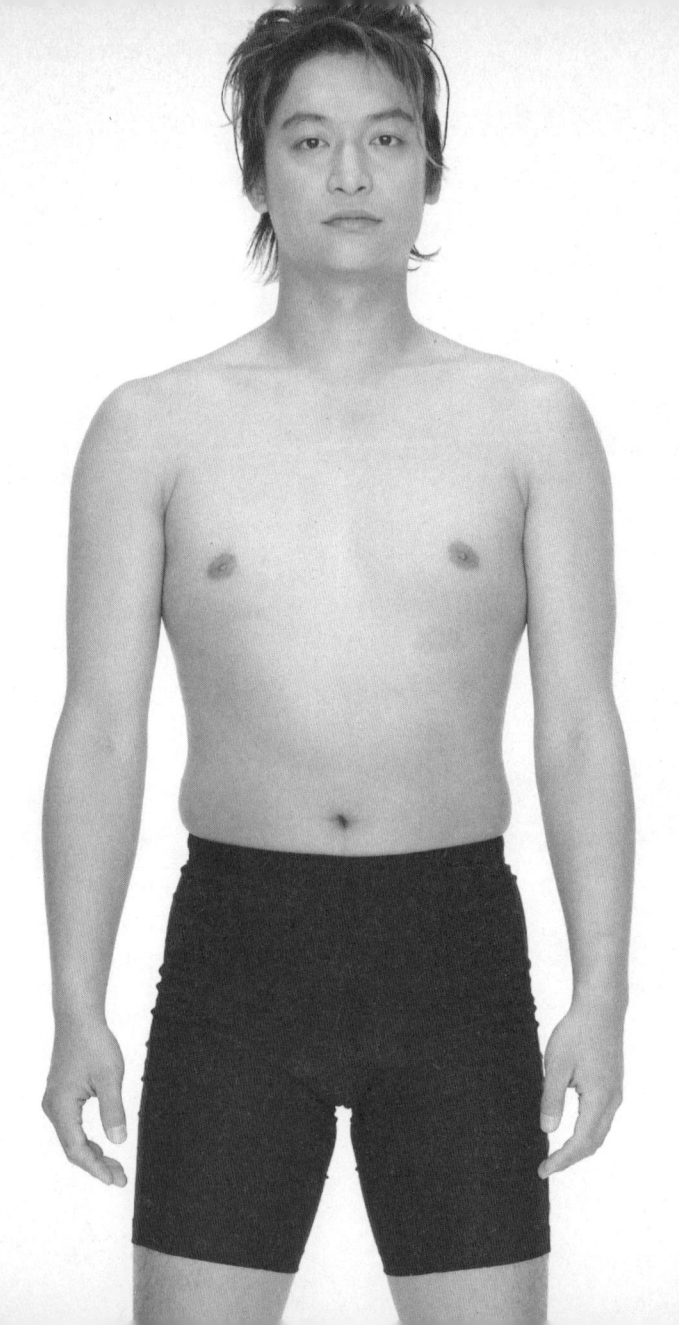

008

# 1st week
# 1st DAY

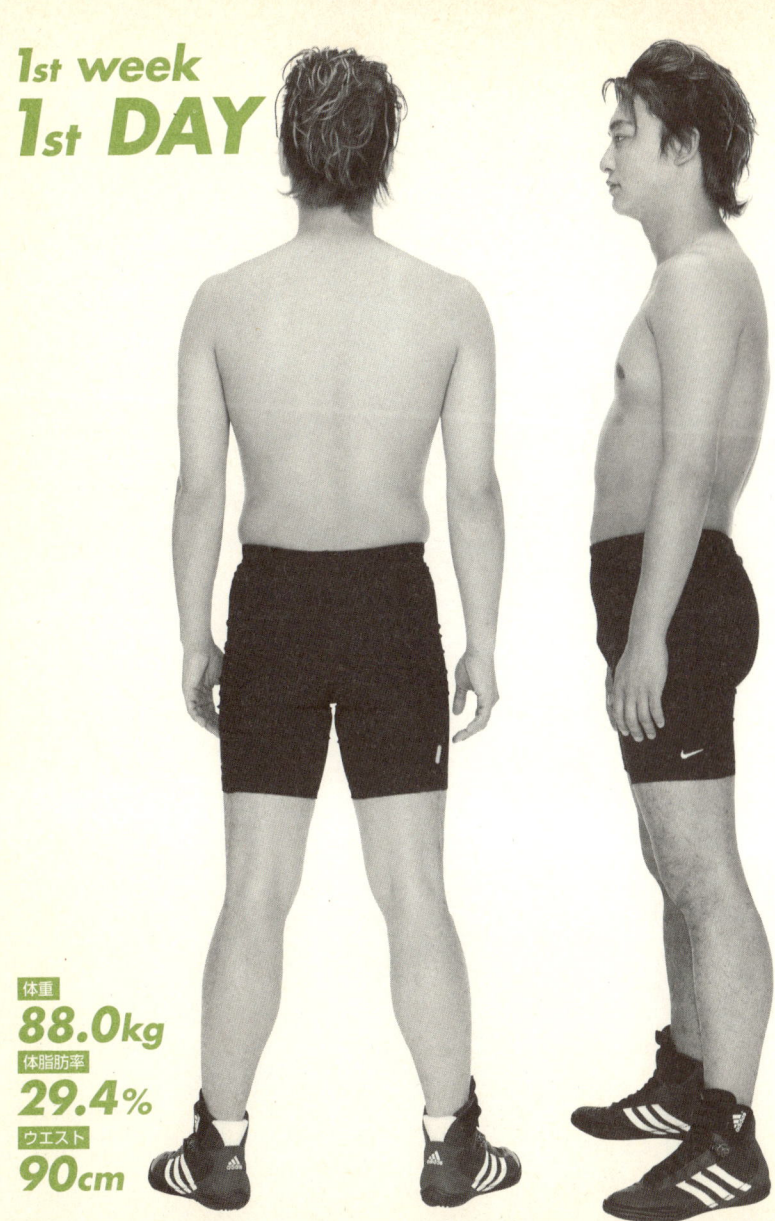

体重
**88.0**kg

体脂肪率
**29.4**%

ウエスト
**90**cm

今年の1月1日から、体重と体脂肪率を毎日測っている。

これまでの人生、僕はずっとダイエットしてきた。ここ5、6年は、体重を減らそうと何度もチャレンジして、そのたびに失敗。

そんなダイエット人生に、そろそろ始末をつける時期。そう決めたから、年のはじめから体重と体脂肪率を記録しようと思った。

振り返ると、カラダがいちばん締まっていたのは、テレビドラマ『蘇える金狼』(1999年、日本テレビ系)に主演したときかな。

タフな肉体の持ち主という主人公の設定に合わせて、アクションコーディネーターの人にコーチについてもらい、結構みっちりトレーニングしたよ。

食事については、おおまかな注意を一応聞いて、あとは自分で選んで食べていた。

絞って絞って、そのときの体重が75kg。

ドラマが終わって、すぐにリバウンドして80kg台になってしまい、それからずっと80kg超の歴史が続いている。春先は88kgにまで増えちゃって、これは完全にオーバーだと焦って、いよいよ本気になったんだ。

*INTERVIEW-1*
# 人生、ずっとダイエット。

010

これまで自己流でずっとやってきたのは、本や雑誌に出てくる悪い方の見本のような、典型的に間違ったやり方だった。

とにかく食べない。ひたすら食べないで我慢して、空腹の絶頂に達して耐えられなくなったら、1食だけ食べる。それもカロリーが低い、サラダとかだけ。

サラダでは全然満腹にならないから、空腹感で夜眠れなかったりした。それを何日か繰り返していると、具合が悪くなる。結局、2、3日で我慢できなくなってドカ喰い。

食べるモノを減らすと、体重は何とか70㎏台にはなるんだけど、ふつうに食べるとアッという間に80㎏台に逆戻り。ホント三日坊主。

何度もこうして失敗を重ねるうちに、お腹まわりでだんだんウキワが膨らんできた。その正体はズバリ体脂肪！

友達と大勢で海に遊びに行ったりすると、みんなウキワ、ウキワってうるさい。海から上がってホテルの部屋で楽しく騒いでいると、決まって誰かが「いつまでウキワつけてるの？ もう外しなよ、ホテルだよ」って。

このウキワ、今年こそすっきり外してみせる。ひとまずの区切りは、8週間だ。

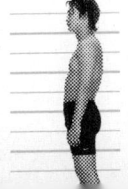

美味しいモノを食べるのはとにかく楽しい。めちゃくちゃ好きだよ。好き嫌いはまったくなし。量も他の人より絶対たくさん食べる。ハンバーガーショップで、決まってオーダーするのが、コーラのL、フライドポテトのL、ハンバーガーのL。自分でLLLセットって呼んでるくらい。牛丼もラーメンも好き。

今回、オレって一体どれくらい食べているんだろうと思って、試しに2週間ほど食べたモノをノートにメモしてみたんだ。

そうしたらビックリするくらい食ってる。

栄養士さんの話では、僕くらいの体格と年齢だと、1日2500キロカロリー前後で十分みたい。それなのに、カロリーを計算してもらったら、その倍の5000キロカロリー以上食べている日もあった。

僕のカラダが必要としている2500キロカロリーを超過する分は、ぜーんぶ脂肪になってしまう。そう考えるとちょっぴりコワイ。

こんな食生活を続けていたら、ウキワがどんどん膨らむはずだよね。どうやら食事を根本から変えないとダメみたいだ。

それから運動もスタートすることに決めた。

自分でダイエットしていた頃は、運動にはまったく手を出さなかった。

「トレーニングもしなきゃ」と一応思って、エクササイズとかカラダ作りのやり方とかが細かく書いてある雑誌を買う。

その記事を隅から隅まで読んだだけで、「よっしゃっ!」ってもうやった気になって、それでおしまい。そんな人、案外多いんじゃないかな。

思い返すと、これまで運動という運動はほとんどしてこなかった。仲の良い友達と集まって、たまにフットサルをやるくらい。子どもの頃、塾に行くような流れで、スイミングクラブの水泳教室に通ったことはあるけど。

あとはSMAPが部活みたいなもの。10歳からずっとだからね。

「ステージであれだけ踊れるんだから、かなり運動してるんでしょ」ってよく言われるけど、踊りって微妙。

踊りは、振り付けをきちんとマスターして、いかにキレイに見せるかがポイント。みんなが思っているほど、運動になっていないのかもしれない。

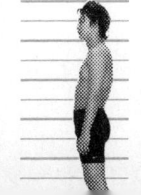

食べたモノをメモする食事日記は、これからも続けていくよ。

1日のカロリーを1600キロカロリー前後に抑えて、毎日3食規則正しく食べる。何は食べてよくて、何はダメなのか、栄養士さんが細かく教えてくれた。食べ物のカロリーが詳しく書いてある本も自分で用意したし。

でも、今度のダイエットは、ヤセるだけが目的じゃない。

パッと見はほっそりしているのに、脱いだらすごい。そんなミドルウェイト級のボクサーのような体型を目指してトレーニングするつもり。

体力も、カラダのつくりも、一人ひとり違う。だから、洋服と同じで、トレーニングも、オーダーメイドがいちばんフィットするはず。

そう思ったから、スポーツクラブに通って、パーソナルトレーニングを受けることにした。専任のパーソナルトレーナーについて、マンツーマンで筋肉を徹底的に鍛え上げる。何だかハリウッドスターみたいで、ワクワクしている。

トレーニングを開始する前に、スポーツクラブで体格を測った。

僕が使っているものよりも正確だというマシンで計測したら、体脂肪率は29・4％もある。

25・9kgも脂肪がついている計算だ。

「体脂肪率から見ると、肥満タイプです。カラダについた26kgの脂肪のうち、少なくとも10kgは落としたいですね」とトレーナーの人。

脂肪を脱ぎ捨てて、そのかわりに身にまとうのが筋肉というわけか。

サイズを測ってもらったら、おヘソまわりが90㎝もあった。かなりヤバイ。

胸囲が108㎝あったのは、「子どもの頃にやっていた水泳で、胸郭が大きく発達したから」だという話。トレーニングで胸と肩にもっと筋肉をつけてやれば、水泳選手みたいなギャクサン体型になれるらしい。

上半身と比べると、下半身はわりと強いとか。全体的に下地はあるので、筋肉はどちらかというと大きくなりやすい、というのがプロの意見。それを聞いて、ちょっと安心した。

スポーツクラブに行くのは週3回。前に一度だけ入会したときは、まったく行けないままやめてしまった。3回も行けんのか? オレ、大丈夫か?

イイヤ、やるよ。英語が忙しいからとか、いろいろ理由をつけてなかなか始められなかった僕だけど、今年こそガツンと!

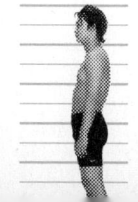

ステーキ160g
am11:00 ステーキセット →(ご飯大盛り／ジャージャー麺(大))
　　　　カレーセット →(カレー／ジャージャー麺(大))
　　　　コーラ Mサイズ

pm3:00 穴子寿司弁当
　　　　サンドウィッチ チ〜5切れ
　　　　アイスコーヒー 1杯 クリームシロップ×リ

pm10:00 おにぎり4個
　　　　カップ焼きそば 大盛り

お茶 500ml ×4本
水　 500ml ×6本

**after**

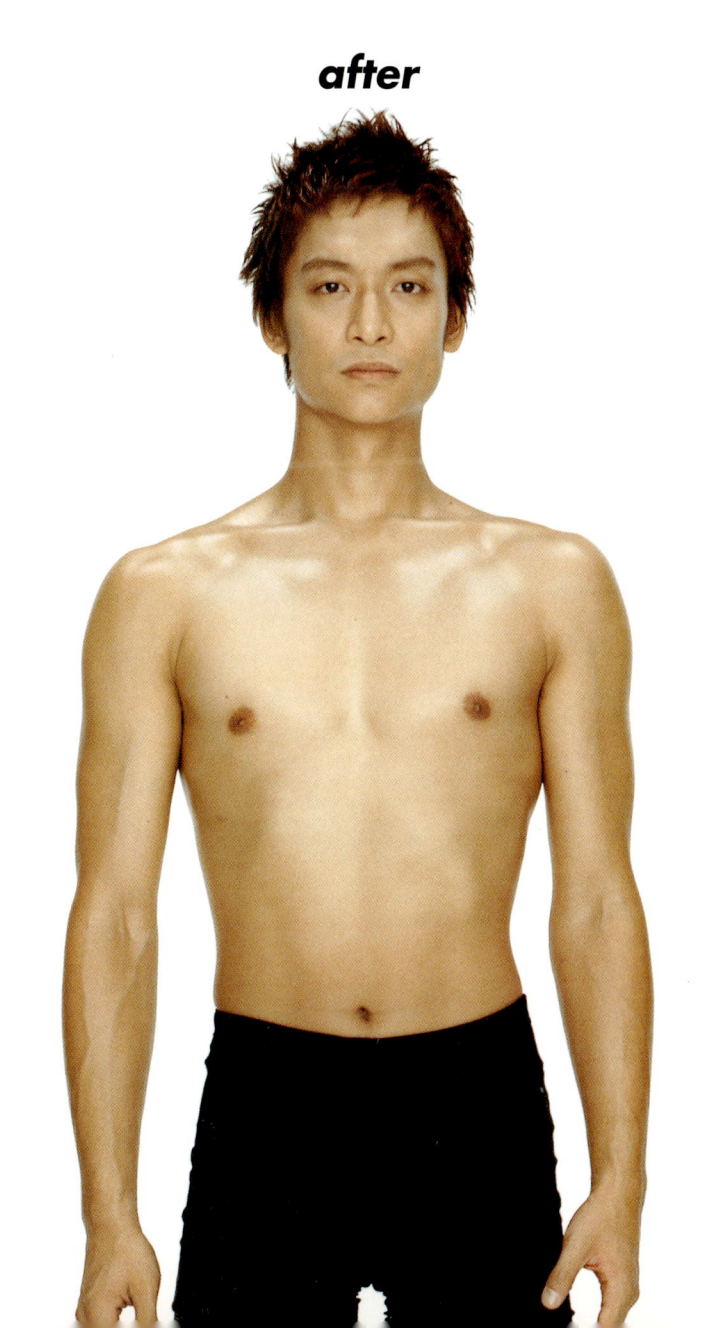

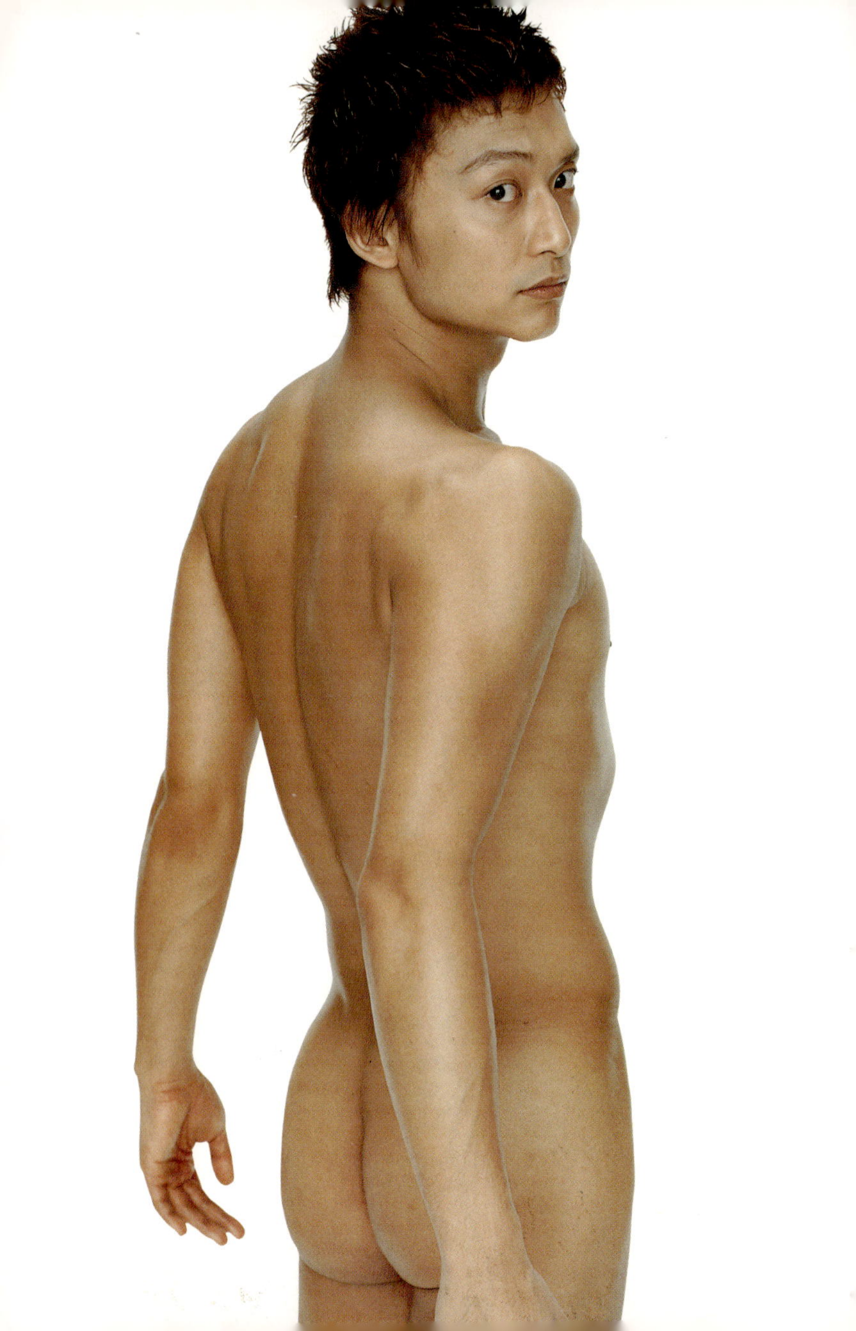

ここからていねいに切り開いてください。

**Before**

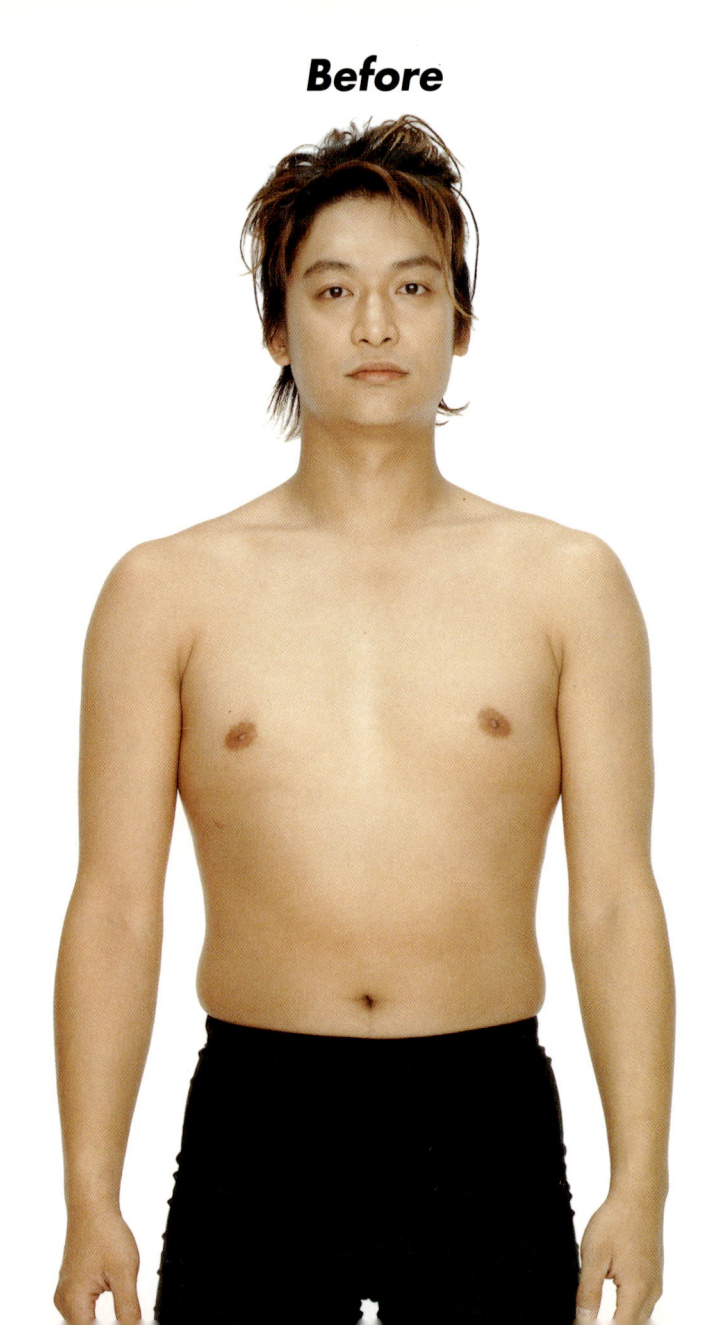

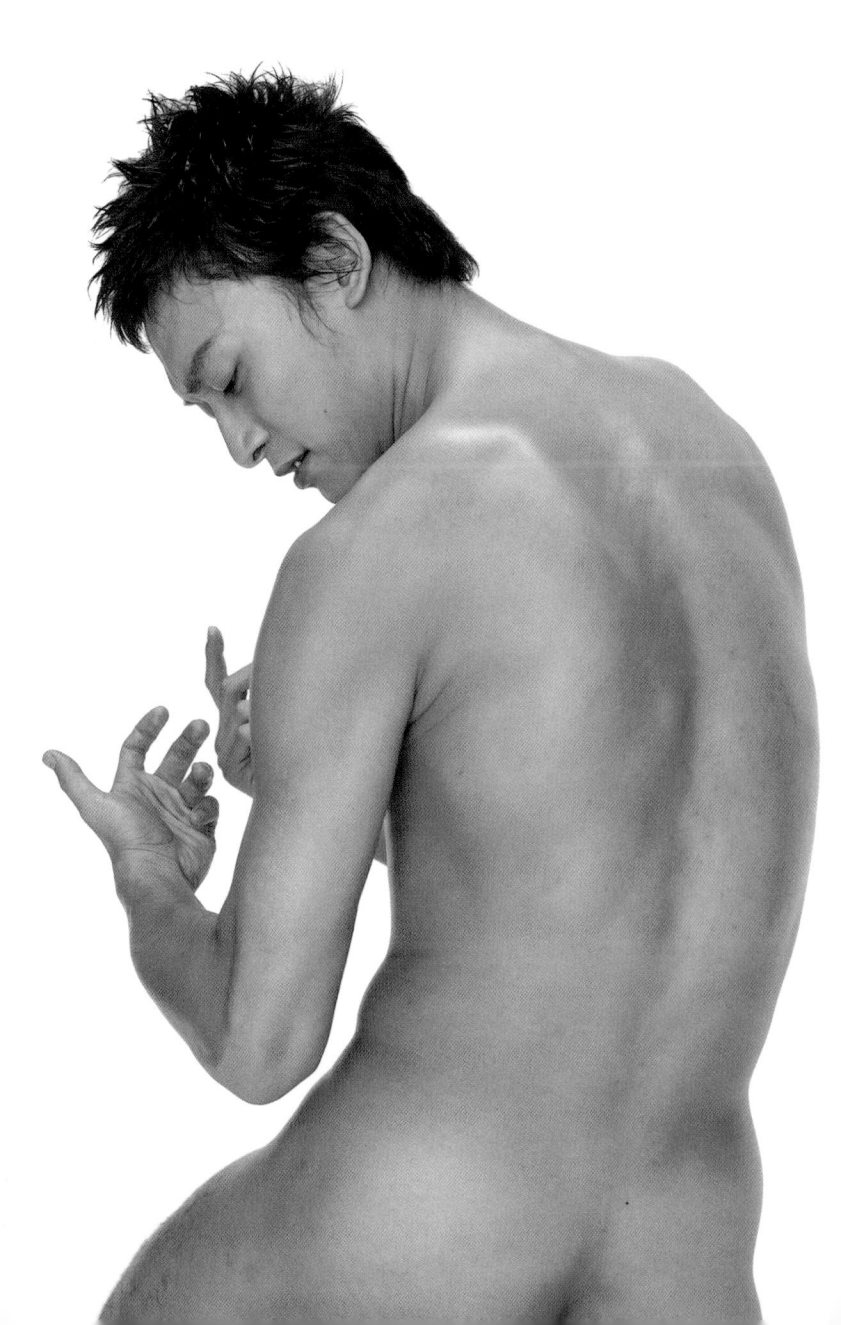

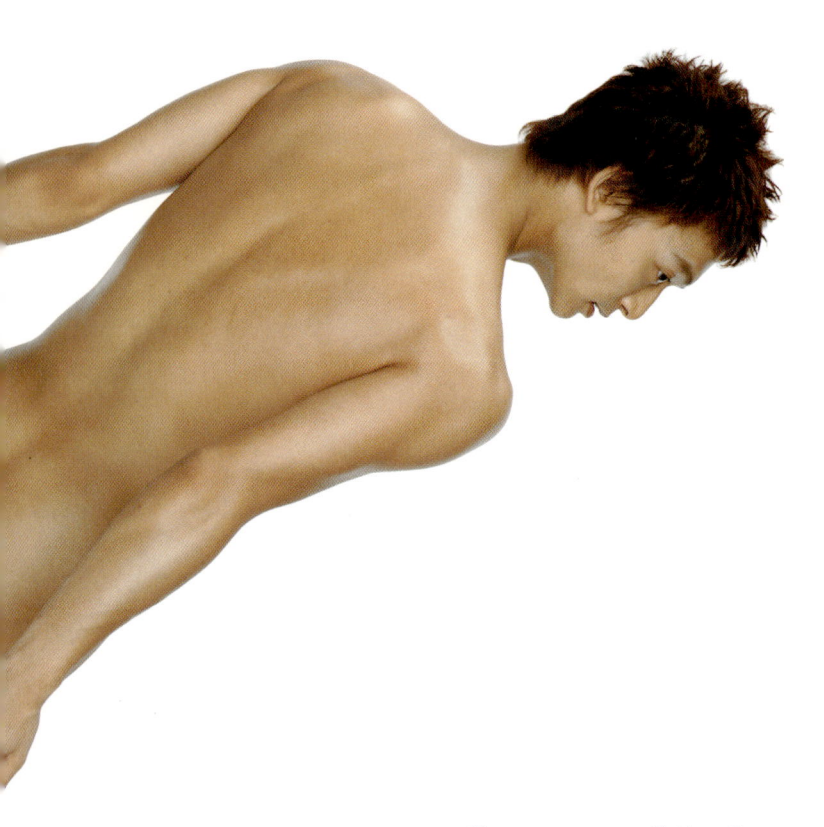

**A new Me!**

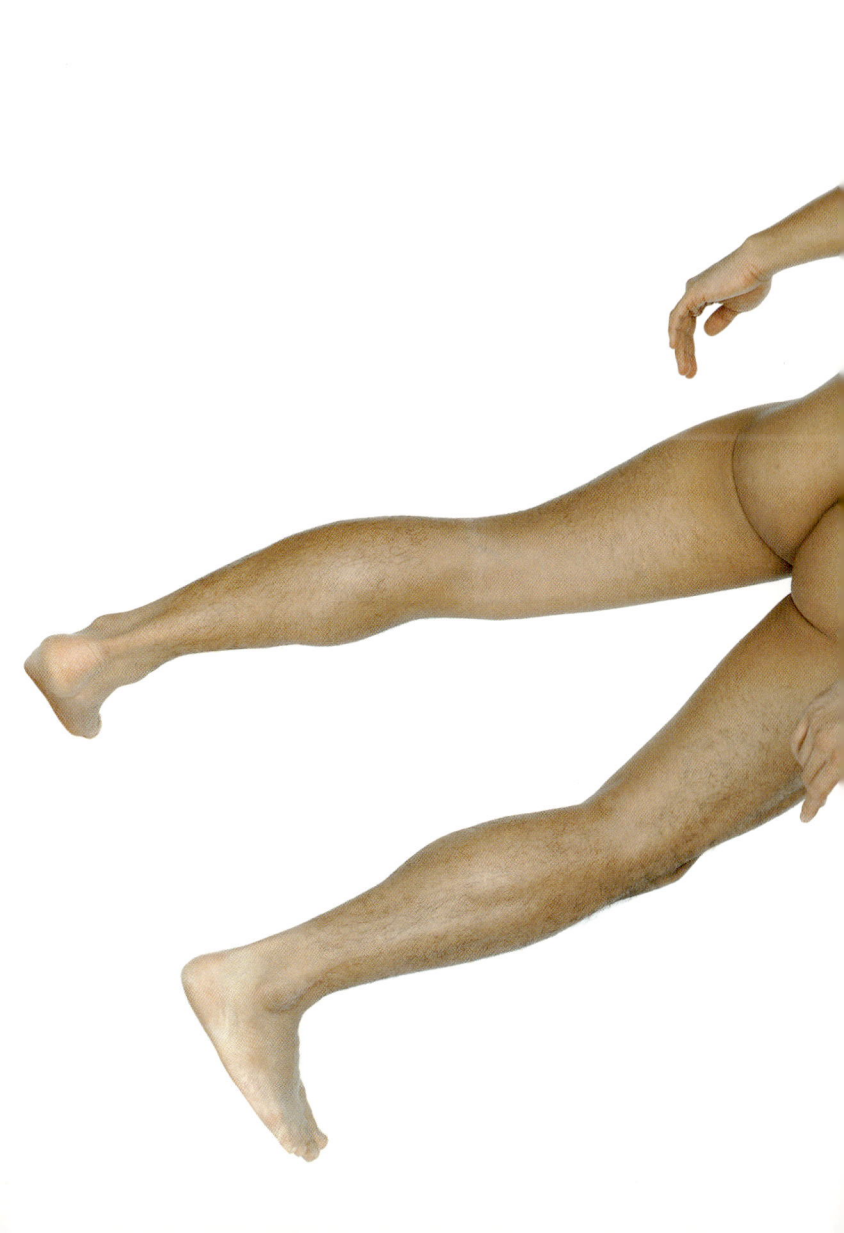

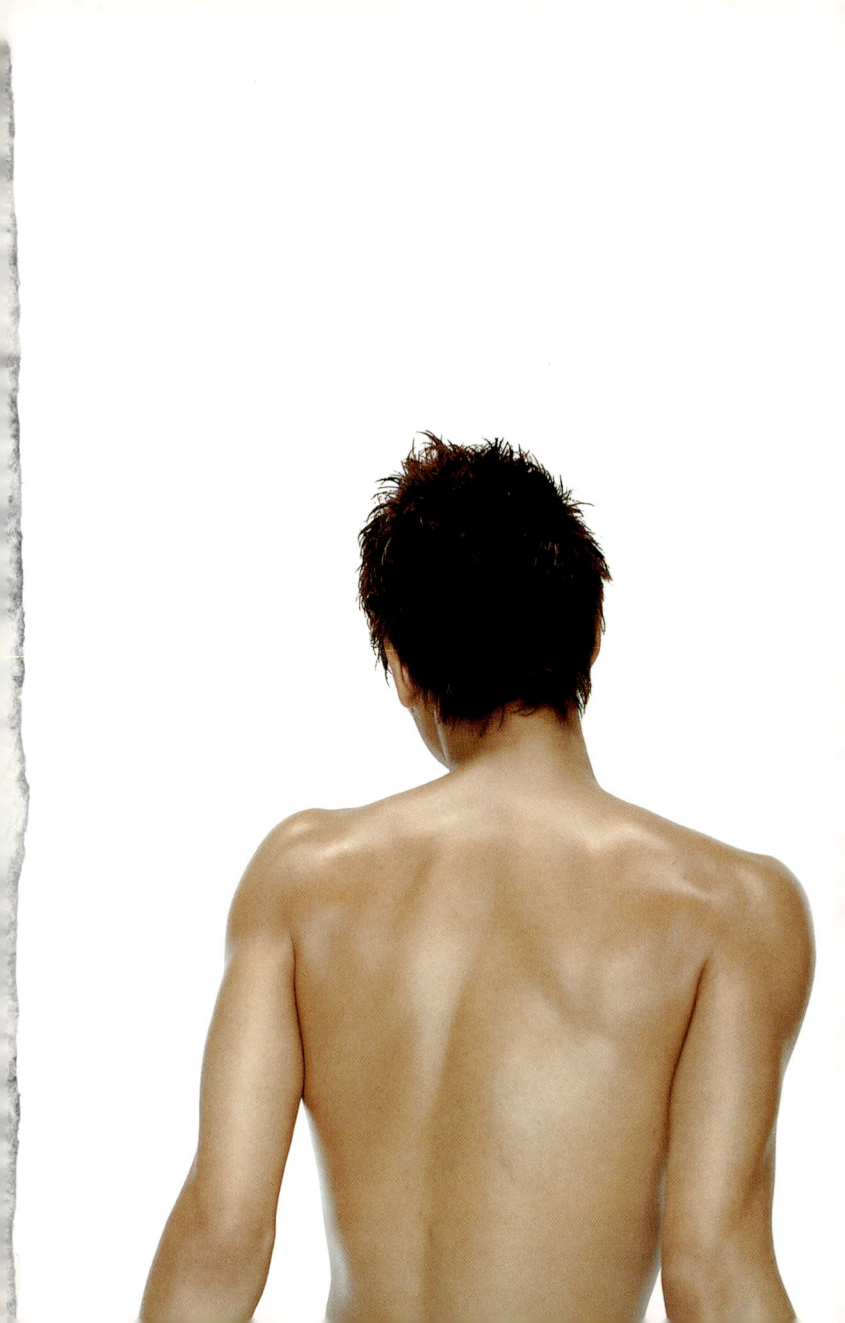

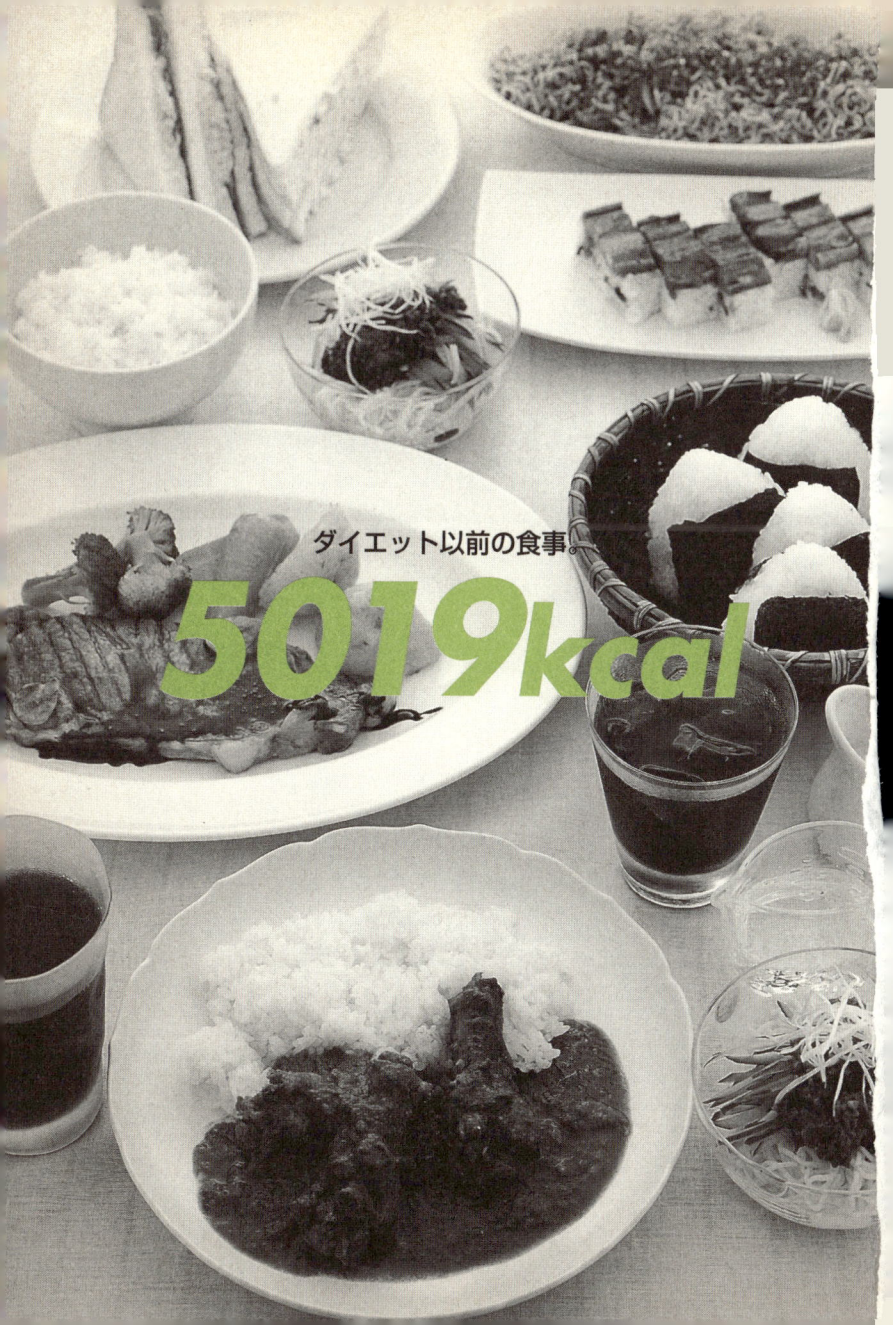

ダイエット以前の食事。
**5019kcal**

## 月 日 摂取エネルギー **3875**kcal

**LUNCH 昼食**: チャーシュー麺／チャーハン／餃子3個
**DINNER 夕食**: 寿司弁当（小）／キムチ少々／緑茶コップ2杯／ビール350ml×5＋500ml×4
**OTHER その他**: ミネラルウォーター500ml／コーヒー（ブラック）3缶

## 月 日 摂取エネルギー **5019**kcal

**BREAKFAST 朝食**: ステーキセット（ご飯茶碗大盛り1杯、ステーキ160g、ミニジャージャー麺）／カレーセット（カレーライス、ミニジャージャー麺）／コーラMサイズ
**LUNCH 昼食**: 穴子寿司弁当／サンドイッチ4〜5切れ／アイスコーヒー（クリーム、ガムシロップ入り）コップ1杯
**DINNER 夕食**: おにぎり4個／カップ焼きそば（大盛り）
**OTHER その他**: ミネラルウォーター500ml×6／緑茶500ml×4

## 月 日 摂取エネルギー **4600**kcal

**BREAKFAST 朝食**: おにぎり1個／カップ麺（塩味）1個／カップ麺（広島風）1個／唐揚げ3個／緑茶コップ4杯
**DINNER 夕食**: ダブルチーズバーガー1個／フィッシュバーガー1個／フライドポテトLサイズ／コーラLサイズ／緑茶500ml／コーヒー（ブラック）カップ3杯／ビール350ml×2
**OTHER その他**: 夜食：チキンクリームピザ（直径25cm）1枚／ビール350ml／コーヒー（ブラック）カップ1杯／ミネラルウォーターコップ2杯

## 月 日 摂取エネルギー **3090**kcal

**BREAKFAST 朝食**: とんこつラーメン／肉のせご飯茶碗1杯／ミネラルウォーターコップ2杯
**LUNCH 昼食**: スティックケーキ1個／オレンジジュースグラス1杯／ジャスミン茶500ml
**DINNER 夕食**: カルボナーラ／和風キノコパスタ／ガーリックピザ3切れ／緑茶コップ3杯／ビール350ml
**OTHER その他**: 緑茶コップ4杯

## 月 日 摂取エネルギー **1711**kcal

**BREAKFAST 朝食**: 食パン1枚／牛乳コップ2杯／緑茶コップ1杯
**DINNER 夕食**: ご飯茶碗3杯／豚肉生姜焼き2人前／ワカメキュウリサラダ／味噌汁／緑茶コップ1杯
**OTHER その他**: ミネラルウォーターコップ1杯

## 月 日 摂取エネルギー **4112**kcal

**LUNCH 昼食**: 牛丼特盛り（つゆだく）／コーヒーカップ1杯
**DINNER 夕食**: ご飯丼1杯半／カルビ／タン塩2人前／野菜焼き／ユッケ／サラダ／キムチ／豆腐少々／卵スープ／生ビール中ジョッキ1杯／ウーロン茶コップ1杯
**OTHER その他**: ビール350ml×5／ミネラルウォーター500ml／緑茶500ml／煎餅2枚／タコ焼き8個

## 月 日 摂取エネルギー **3287**kcal

**BREAKFAST 朝食**: ご飯茶碗2杯半／トースト（ハチミツ＆マーガリン）1枚／豚肉生姜焼き3枚／ミョウガ納豆／味噌汁／緑茶コップ1杯
**DINNER 夕食**: ご飯茶碗大盛り3杯／卵のせハンバーグ1.5人前／サーモンムニエル／味噌汁2杯／緑茶コップ1杯／ビール350ml×3
**OTHER その他**: ミネラルウォーターコップ2杯

## 月 日 摂取エネルギー **4250**kcal

**BREAKFAST 朝食**: カツ丼／ざるそば／緑茶350ml
**DINNER 夕食**: カラスミパスタ／ガーリックパスタ／ガーリックライス茶碗1杯／エビトースト小3枚／ステーキ2切れ／マグロカルパッチョ3切れ／クッキー5枚／クリームソーダグラス1杯／緑茶コップ4杯＋350ml／ビール350ml×6
**OTHER その他**: ミネラルウォーター1000ml／アップルパイ1個

僕は何を食べていたのだろう。

## 月 日　摂取エネルギー **3796** kcal

| | |
|---|---|
| **BREAKFAST** 朝食 | セロリジュースコップ1杯／紅茶カップ1杯 |
| **LUNCH** 昼食 | いなり寿司4個／ビール小瓶1本＋350ml×2 |
| **DINNER** 夕食 | 冷やし中華超大盛り／かき揚げ丼超大盛り／唐揚げ大5個／サツマイモ天ぷら5枚／ミネラルウォーターコップ1杯／緑茶コップ3杯 |
| **OTHER** その他 | ミネラルウォーターコップ3杯／緑茶コップ2杯 |

## 月 日　摂取エネルギー **4211** kcal

| | |
|---|---|
| **BREAKFAST** 朝食 | おにぎり大1個／卵焼き2切れ／唐揚げ1個／サツマイモ天ぷら1枚／サラダ（トマト、レタス、キュウリ、マヨネーズ）超少々／緑茶500ml |
| **LUNCH** 昼食 | 超豪華弁当（ご飯、ステーキ3切れ、エビ大1尾、エビクリームコロッケ中1個などなど超豪華）／緑茶350ml |
| **DINNER** 夕食 | ご飯茶碗大盛り2杯／マグロソテー9切れ／唐揚げ2個／ジャガイモ天ぷら1枚／かき揚げ1枚／豆腐大2切れ／ババロア風デザート茶碗1杯／クッキー2枚／ビール350ml×2 |
| **OTHER** その他 | ビール350ml×2 |

## 月 日　摂取エネルギー **4266** kcal

| | |
|---|---|
| **BREAKFAST** 朝食 | カツサンド2切れ／クッキー4枚／カフェオレカップ1杯／緑茶コップ1杯／ミネラルウォーターコップ1杯 |
| **DINNER** 夕食 | ご飯茶碗大盛り1杯／レバ刺し／ユッケ／タン塩／カルビ／塩カルビ／トマトサラダ少々／キャベツ少々／オイキムチ4個／カルビスープ／生ビール中ジョッキ1杯／緑茶350ml |
| **OTHER** その他 | 夜食：ラーメン（＋替え玉）、生ビール小ジョッキ1杯／ビール350ml×3 |

## 月 日　摂取エネルギー **3752** kcal

| | |
|---|---|
| **BREAKFAST** 朝食 | 牛丼特盛り（つゆだく）／緑茶350ml |
| **DINNER** 夕食 | すき焼き3人前／ビール1200ml |
| **OTHER** その他 | 緑茶コップ2杯＋350ml×2＋500ml／ミネラルウォーター500ml×2／チョコレート4個／クッキー5枚 |

## 月 日　摂取エネルギー **3887** kcal

| | |
|---|---|
| **BREAKFAST** 朝食 | コーヒー（ブラック）カップ1杯／緑茶コップ2杯 |
| **DINNER** 夕食 | うどん／寿司1人前／カリフォルニアロール4個／焼き鳥（つくね、もも、ネギマ）3本／プラチナポーク炙り焼き5枚／牛タン味噌煮3切れ／蟹味噌和え／もずく酢／大根サラダ少々／伊勢エビ味噌汁（大）／ビール1200ml |
| **OTHER** その他 | ビール350ml×3／コーヒー（ブラック）1缶／ロイヤルミルクティー1缶 |

## 月 日　摂取エネルギー **2800** kcal

| | |
|---|---|
| **BREAKFAST** 朝食 | キノコパスタ大盛り／ご飯茶碗大盛り1杯／チキンソテートマトソース／サーモンサラダ少々／味噌汁／緑茶コップ3杯 |
| **DINNER** 夕食 | カクテル（シャンパンとグレープフルーツジュース）大きめのグラス2杯／ビール350ml×3／緑茶コップ2杯 |
| **OTHER** その他 | ミネラルウォーター500ml／ロールケーキ2個／牛乳コップ2杯 |

## 月 日　摂取エネルギー **4640** kcal

| | |
|---|---|
| **BREAKFAST** 朝食 | コーヒー（ブラック）1缶 |
| **LUNCH** 昼食 | チキン照り焼きサンドイッチ／エビフライ（マヨネーズソース）／フライドポテトLサイズ／コーラLサイズ |
| **DINNER** 夕食 | カルボナーラ大盛り／ご飯茶碗大盛り1杯／餃子6個／ホタテソテー3個／サーモンサラダ少々／味噌汁／緑茶コップ2杯／ビール350ml×6 |
| **OTHER** その他 | ミネラルウォーターコップ3杯／乳酸飲料2本／緑茶500ml |

※ダイエット開始直前、約2週間の慎吾の食事日記です。摂取エネルギーは概算です。

## 本書の読み方

- 香取慎吾、8週間ダイエットの全記録です。
- 何をどれくらい食べたか。食事日記をすべて公開します。食べ物の写真は本人がデジタルカメラで撮影したもの。摂取エネルギーの概算、指導にあたった管理栄養士からのコメントを「**ADVICE**」として付記していますから、あなたのダイエットの参考にしてください。
- スポーツクラブで行った全22回のトレーニングについても、内容を詳しく紹介しています。専任のパーソナルトレーナーによるポイント解説付きです。

\* 食事日記の摂取エネルギーと歩数については、正確な計測ができなかった日もあります。
\* 体脂肪率の測定には、ボディ・コンポジション・アナライザー（RJL社製）を使用しています。
\* トレーニング記録中のエアロビクスの消費エネルギーは、マシンのカロリー表示をそのまま記載しました。

# 1st week

## 1st DAY-7th DAY
第1週

**88.0kg**

↓ 体重

**84.5kg**

**29.4%**

↓ 体脂肪率

**24.8%**

## 1st DAY
### 1st week

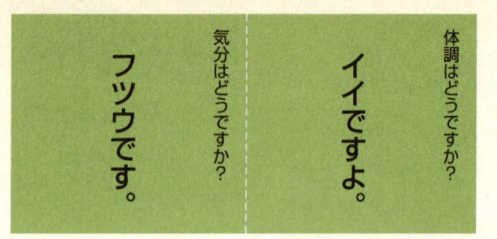

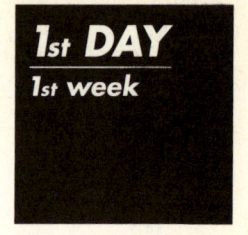

体調はどうですか？
イイですよ。

気分はどうですか？
フツウです。

### DATA

| | |
|---|---|
| 体重 | **88.0kg** |
| 摂取エネルギー | **1318kcal** |
| 歩数 | **2392歩** |

その日の行動

　笑っていいとも！
　スポーツクラブ

その日の運動

　スポーツクラブ 2h

### ADVICE

これまでの食生活は、摂取エネルギーが多すぎて、栄養素の摂取状況もアンバランスでした。これからは1日1600kcalを目安に食事内容もコントロールしていきましょう（詳しい方法はP128〜141を参照してください）。

●今日は何を食べましたか？

| 食事 | 食品名／分量 |
|---|---|
| **LUNCH**<br>昼食 457kcal | 豆腐3切れ<br>豆モヤシ和え（豆モヤシ、ゴボウ、ニンジン、ベーコン）<br>トマト生ハムサラダ（トマト、生ハム、ジャガイモ、サツマイモ、カボチャ、アスパラガス、レタス、ノンオイルドレッシング）<br>緑茶コップ1杯 |
| **DINNER**<br>夕食 674kcal | ご飯茶碗軽く1杯<br>カレイのみりん漬け1切れ<br>ホウレンソウと椎茸と卵の炒め物<br>フキと竹の子の煮物<br>納豆半パック<br>タラコ1/3切れ<br>味噌汁（タマネギ、三つ葉）<br>緑茶コップ1杯 |
| **OTHER**<br>その他 187kcal | ミネラルウォーター 2000ml<br>プロテインドリンクコップ1杯 |

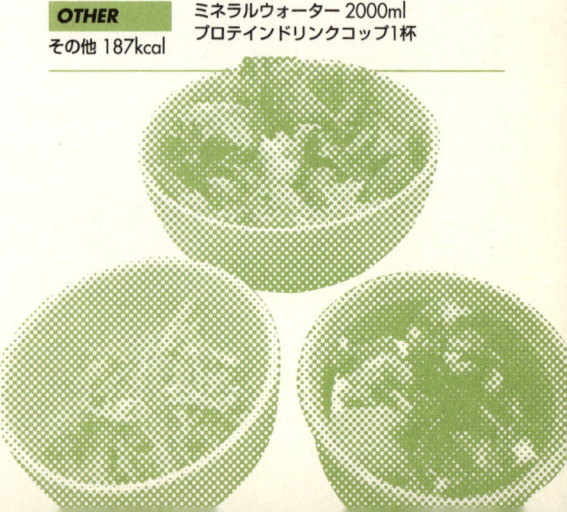

## 1st DAY/TRAINING

### LOG

**Aerobics** エアロビクス

> エアロビクスとは脂肪燃焼を目的とした強度の低い運動。筋力トレーニングとは筋肉に適度な負荷をかけて鍛える運動です（個々のトレーニングの内容についてはP142〜155を参照してください）。

▶ トレッドミル
時速6km ×20分(傾斜4%)
(消費エネルギー 180kcal／
走行距離 2km／
トレーニング中心拍数 120〜150拍/分)

トレッドミルは速度や傾斜が自由に設定できるランニングマシン。ダイエットで効率的に体脂肪率を減らしたいとき、強い味方になってくれます。心拍数は（運動強度が高くなるほど上がります）、1分間120拍前後をキープする速さからスタートするのがいいでしょう。

### Strength Training 筋力トレーニング

胸・上腕・肩　ベンチプレス
45kg×6回×3セット
胸　フライ
10kg×10回×2セット
肩　ショルダープレス
12.5kg×10回×2セット
上腕　フレンチプレス
5kg×10回×2セット
肩・上腕　アップライトロウイング
12.5kg×10回×2セット

上腕　アームカール
10kg×10回×2セット
上腕　コンセントレーションアームカール
5kg、4kg、3kg（各々限界まで）
背中　バックアーチ
10回×3セット
腹部　アブトレーニング
10分(バランスシット、ペダリング)
ストレッチ

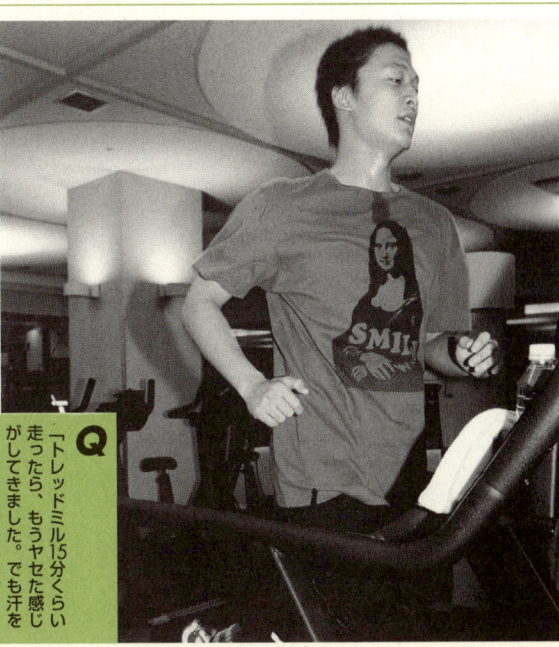

最初は大きな筋肉を鍛えるベーシックな種目から。ダンベルなどのフリーウエイトを用いたトレーニングが中心です。目的の筋肉を意識するほど効果は高くなります。

アブとは腹筋のこと。腹筋を鍛える各種エクササイズを、ここではアブトレーニングと呼んでいます。今日は10分間、ずっと腹筋を緊張させ続ける方法でエクササイズを行いました。

**Q**「トレッドミル15分くらい走ったら、もうヤセた感じがしてきました。でも汗をかくって気持ちイイ！

**A** 運動を終えた後、爽快感が残るのが理想。毎回終了後、プロテイン（タンパク質）ドリンクを飲んでください。

023

## 2nd DAY
### 1st week

体調はどうですか？
**バツグン。**

気分はどうですか？
**ノーマル。**

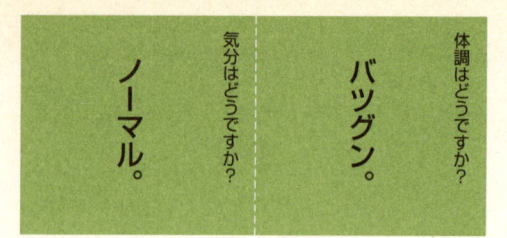

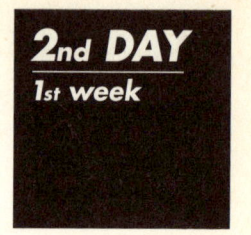

### DATA

| | |
|---|---|
| 体重 | **86.1kg** |
| 摂取エネルギー | **1349kcal** |
| 歩数 | **4650歩** |

その日の行動
　買い物

その日の運動
　ショッピング

### ADVICE
まずは少量でもいいから1日3食食べる習慣をつけてください。1日の摂取エネルギーが1600kcalだとすると、1食あたり530kcalが基本。野菜を多めに食べていること、外食で定食を選んでご飯を残したのは正解だと思います。

### ●今日は何を食べましたか？

| 食事 | 食品名／分量 |
|---|---|
| **LUNCH**<br>昼食 747kcal | 銀ダラ定食(ご飯2/3、銀ダラ、菜の花、カブ、ザーサイ、豚汁)<br>地鶏のバター醤油焼き1切れ<br>マグロアボカド和え<br>生野菜サラダ(キュウリ、ピーマン、セロリ、キャベツ)<br>ウーロン茶コップ大1杯 |
| **DINNER**<br>夕食 602kcal | 目玉焼きのせトースト(食パン1枚、卵、ハム、マーガリン)<br>野菜サラダ(ホウレンソウ、ルッコラ、水菜、ピーマン、レタス)<br>野菜スープ(マッシュルーム、エリンギ、シメジ、トマト、セロリ、チンゲン菜、ベーコン少々)<br>ビール350ml |
| **OTHER**<br>その他 | ミネラルウォーター 1500ml |

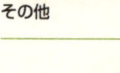

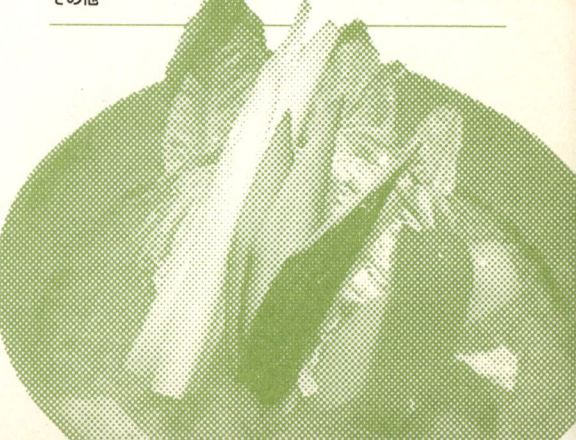

## 3rd DAY
### 1st week

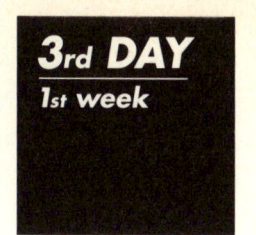

体調はどうですか？
はらへってきました。

気分はどうですか？
ビストロSMAPが複雑です。

| DATA | |
|---|---|
| 体重 | **84.7kg** |
| 摂取エネルギー | ——kcal |
| 歩数 | **8606**歩 |

その日の行動

スポーツクラブ＆
SMAP×SMAP

その日の運動

スポーツクラブ2h

### ADVICE
摂取エネルギーが少なすぎます。お腹が空くのは当たり前。体重が一気に落ちていますが、肥満レベルの高い人や大食傾向の人が急にダイエットをすると、スタート時にはよく見られることです。

●今日は何を食べましたか？

| 食事 | 食品名／分量 |
|---|---|
| **BREAKFAST**<br>朝食 488kcal | 目玉焼きのせトースト(食パン1枚、卵、ハム、マーガリン)<br>野菜スープ(マッシュルーム、エリンギ、シメジ、トマト、セロリ、チンゲン菜、ベーコン少々)／牛乳コップ1杯 |
| **SHOOTING**<br>ビストロSMAP | 冷やしそば ばくだん添え／揚げそばのフカヒレオイスターあんかけ／柚子寒天＆シャーベット／魚貝のサラダコンソメゼリーとキャビア添え／アワビとフカヒレの茶碗蒸し／鯛茶漬け／緑茶コップ1杯 |
| **OTHER**<br>その他 187kcal | ミネラルウォーター 2500ml<br>プロテインドリンクコップ1杯 |

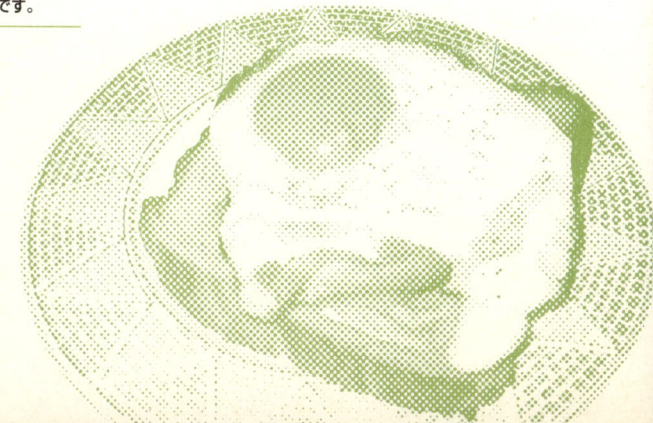

## 4th DAY
### 1st week

体調はどうですか？ **眠いですねえ。**

気分はどうですか？ **最高。**

### DATA
| | |
|---|---|
| 体重 | **85.6kg** |
| 摂取エネルギー | **2079kcal** |
| 歩数 | **12639歩** |
| その日の行動 | 昼からガーデニング、夜フットサル |
| その日の運動 | フットサル2h |

**ADVICE**
1日3食ご飯で炭水化物がきちんと摂れています。和食中心だとカロリーコントロールも容易です。

●今日は何を食べましたか？

| 食事 | 食品名／分量 |
|---|---|
| **BREAKFAST** 朝食 645kcal | ご飯茶碗軽く1杯／ハムエッグ／サーモンの味噌漬け1切れ／オクラ納豆（納豆半パック）／ナスの生姜醤油／野菜スープ（マッシュルーム、エリンギ、シメジ、トマト、セロリ、チンゲン菜、ベーコン少々）／緑茶コップ2杯 |
| **LUNCH** 昼食 524kcal | ご飯茶碗軽く1杯／ホッケ／ホタルイカのボイル6個／フキと竹の子の煮物／野菜サラダ（ワカメ、ピーマン、レタス、水菜、ノンオイルドレッシング）／味噌汁（アサリ） |
| **DINNER** 夕食 770kcal | ご飯茶碗軽く1杯／エビシュウマイ3個／ホタルイカのボイル6個／フキと竹の子の煮物／もずく酢／野菜サラダ／オクラ納豆（納豆半パック）／味噌汁（アサリ） |
| **OTHER** その他 140kcal | ミネラルウォーター 3000ml／ビール350ml |

---

## 5th DAY
### 1st week

体調はどうですか？ **超ねみィ〜。**

気分はどうですか？ **soso…**

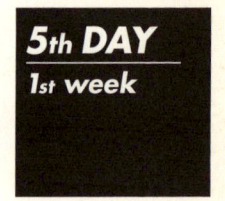

### DATA
| | |
|---|---|
| 体重 | **84.7kg** |
| 摂取エネルギー | **——kcal** |
| 歩数 | **——歩** |
| その日の行動 | 特上！天声慎吾 番組ロケ |
| その日の運動 | 食べ歩き |

**ADVICE**
体重は1日のうちでも1〜2kgは増減しますが、早くも減りはじめた手応えがありますね。

●今日は何を食べましたか？

| 食事 | 食品名／分量 |
|---|---|
| **SHOOTING** 特上！天声慎吾ロケ | とんこつラーメン／ツバメの巣入り蟹肉スープ／はな鯛のソテー（ういきょうクリームソース）／大田原牛ステーキ／ブラジルのデザート |
| **OTHER** その他 | ミネラルウォーター 3500ml |

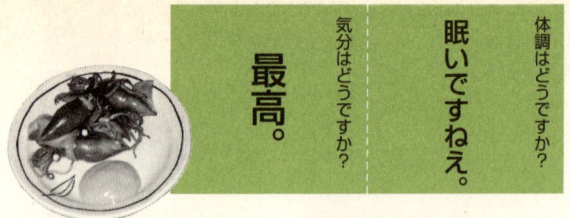

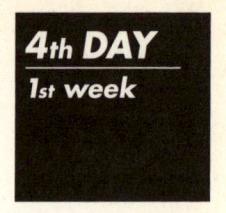

# 3rd DAY/TRAINING

## LOG

### Aerobics エアロビクス

トレッドミル
時速8〜9km×20分
(消費エネルギー 281kcal／走行距離 2.87km／
トレーニング後心拍数 152拍/分)
縄跳び
30秒×5セット

### Strength Training 筋力トレーニング

胸・上腕・肩　ベンチプレス
40kg×5回×3セット
胸　フライ
10kg×10回×2セット
肩　ショルダープレス
12.5kg×10回×2セット
上腕　ディップス
2回
胸　プルオーバー
7kg×15回
肩・上腕　アップライト
ロウイング
10kg×10回×2セット
上腕　アームカール
10kg×10回×2セット
上腕　アイソメトリクス
10秒×2セット
背中　バックアーチ
15回＋10回×2セット
腹部　アブトレーニング
10分
(バランスシット20回×3セット)
ストレッチ

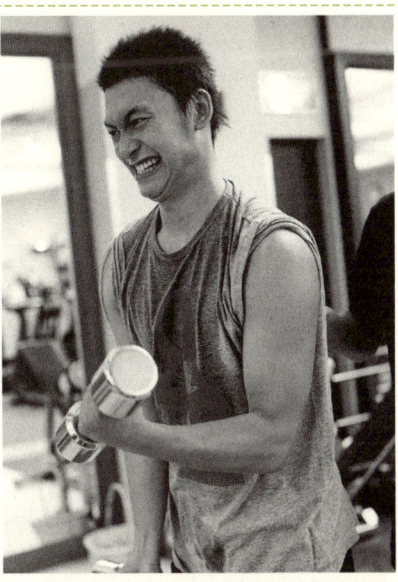

> さすがにリズム感抜群で、かなり上手。縄跳びは心拍数が上がりやすく、効率的なエアロビクスです。

> 上腕裏側のトレーニング。上腕の筋肉は、カコブを作る表側(上腕二頭筋)よりも裏側(上腕三頭筋)の方が大きくなりやすいのです。

> ウェイトを持ち、その位置で動かさないように保ちます。アイソメトリクスとは、筋肉の長さを変えずに筋肉を強化するエクササイズ。

> 上体に力が入るせいか、肩が凝るようです。上体から力を抜いてリラックスして走りましょう。

**Q**
「ランニング中肩が凝ったけど、腕をブラブラさせて力を抜いたら治った。あと野菜が美味しくなってきました。丸かじりがウマイ！」

**A**
前回走ったとき、相当苦しかったと後でお聞きしました。今後は辛いと感じたら、迷わずスピードを落としてください。トレッドミルはスピード設定をこまめにできるので、ペースダウンも自由自在。ラクな速度で走れやすくなります。ムダな脂肪も燃えやすくなります。
肩が凝るのは、短距離を走るように上体に力が入りすぎているのが理由。長い距離をランニングするときは、肩から脱力して、上半身の力みを取ってやらないと長く続きませんよ。

## 6th DAY / 1st week

体調はどうですか？
**イイです。**

気分はどうですか？
**それもイイです。**

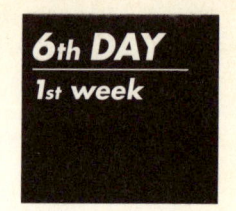

### DATA
| | |
|---|---|
| 体重 | **83.3kg** |
| 摂取エネルギー | **1090kcal** |
| 歩数 | ——歩 |
| その日の行動 | スポーツクラブ&スマステ |
| その日の運動 | スポーツクラブ2h |

**ADVICE**
過食の翌日、摂取エネルギーを抑えるのは良い心掛け。でも炭水化物ばかりでカロリーも足りません。

●今日は何を食べましたか？

| 食事 | 食品名／分量 |
|---|---|
| **BREAKFAST** 朝食 420kcal | ベジタブル&チーズサンドイッチ／野菜サラダ(トウモロコシ、レタス、アスパラガス、タマネギ、トマト、キャベツ) |
| **LUNCH** 昼食 330kcal | おにぎり(胚芽米)2個 |
| **DINNER** 夕食 153kcal | コンニャクチップス少々／ビール350ml |
| **OTHER** その他 187kcal | プロテインドリンクコップ1杯／ミネラルウォーター2500ml |

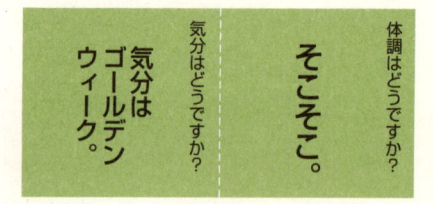

---

## 7th DAY / 1st week

体調はどうですか？
**そこそこ。**

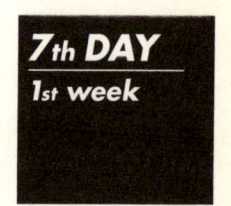

気分はどうですか？
**気分はゴールデンウィーク。**

### DATA
| | |
|---|---|
| 体重 | **84.5kg** |
| 摂取エネルギー | **830kcal** |
| 歩数 | ——歩 |
| その日の行動 | 一瞬買い物、あと家でゲーム |
| その日の運動 | 0 |

**ADVICE**
鍋は野菜がたっぷり食べられます。豆腐と卵でタンパク質も十分。最後ご飯を入れて雑炊にすると完璧。

●今日は何を食べましたか？

| 食事 | 食品名／分量 |
|---|---|
| **BREAKFAST** 朝食 600kcal | アボカドサンドイッチ(パン2枚、アボカド、トマト、タマネギ、レタス他)／グリーンサラダ(トウモロコシ、レタス、タマネギ、トマト、キャベツ、和風ドレッシング) |
| **LUNCH** 昼食 230kcal | キムチ鍋(キムチ、大根、エノキ、豆腐、春菊、卵、椎茸、シメジ)／ワカメの刺し身 |
| **OTHER** その他 | ミネラルウォーター 2000ml |

# 6th DAY/TRAINING

## LOG

### Aerobics エアロビクス

**トレッドミル**
時速6〜8km×30分
(消費エネルギー 320kcal／走行距離 3.5km／
トレーニング後心拍数 168拍/分)

**クロストレーナー**
10分(消費エネルギー 125kcal)

### Strength Training 筋力トレーニング

**胸・上腕・肩　ベンチプレス**
50kg×5回、45kg×5回×3セット、40kg×5回

**胸　フライ**
12kg×5回、8kg×10回

**胸・上腕・肩　プッシュアップ**
ノーマル20回、膝立て20回×4セット(計100回でオールアウト)

**背中　アッパーバック**
20kg×15回×2セット

**胸　プルオーバー**
5kg×15回

**肩・上腕　アップライトロウイング**
12.5kg×15回×2セット

**上腕　アームカール**
8kg×10回×2セット

**背中　シーソー**
15回×2セット

**腹部　アブトレーニング**
10分(バランスシット、ペダリング)

**ストレッチ**

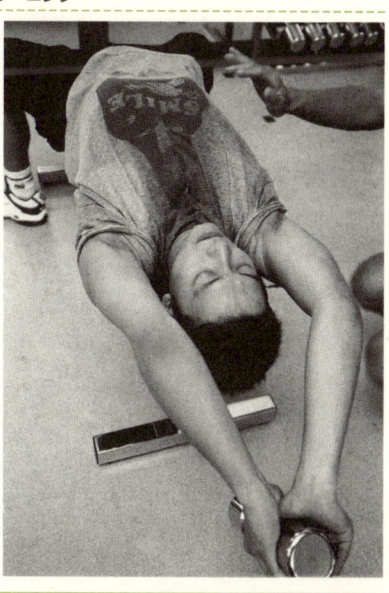

---

クロストレーナーは、両足をプレートに置いたまま、空中を歩くように脚を大きく前後に動かすマシン。着地衝撃がないので、足腰に負担がかかりにくい優しいエアロビクスです。

オールアウトとは筋肉を限界まで疲労させること。オールアウトするまできちんと追い込めれば、かなり上級者のトレーニングだといえます。

背筋はとても強いですね。腹筋も鍛えて体幹部の表裏のバランスを取りましょう。姿勢も良くなります。

---

**Q**「筋肉痛ってオモシロイ。トレーニングの翌日痛いなと思ったら、その翌日はもう何ともない。今日はテレビでサッカーを見ながら走りました。選手は45分間走り続けてるんだ、凄いな"と思いながら」

**A** 筋肉痛が起こるのは、筋肉がしっかり鍛えられた証拠です。翌朝、心地良い筋肉痛が適度に残るくらいが理想。その張りが消えてしまわないうちに、次回のトレーニングを行いましょう。ただし違和感やイヤな痛みが残る場合は要注意。ストレッチを入念に行い、次回は負荷を軽めにして、フォームチェックしましょう。もちろんトレーニング中に痛みが出たら即中止。

**SHINGO語録**
***01***
体重が増えても慌てないこと。
2、3日気をつければ、
ちゃんとリセットできる。

# 2nd week
## 8th DAY-14th DAY
第2週

**83.8kg**
⬇ 体重
**82.8kg**

**24.8%**
⬇ 体脂肪率
**21.8%**

# 8th DAY
## 2nd week

体調はどうですか？
なんかねむいですねぇ〜。

気分はどうですか？
ちょっとねむいです。

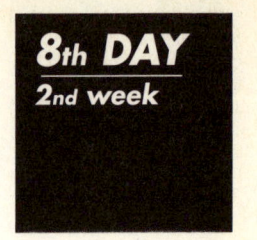

### DATA
体重　　　　**83.8kg**

摂取エネルギー　——kcal

歩数　　　　　——歩

その日の行動
　笑っていいとも！
　SMAP×SMAP

その日の運動
　なし……。

### ADVICE
ハワイでマヒマヒといえば白身魚の「シイラ」のこと。良質なタンパク質の供給源です。脂肪の多いトロよりも赤身、赤身よりも白身の魚の方が基本的にカロリーは低くなります。覚えておきましょう。

●今日は何を食べましたか？

| 食事 | 食品名／分量 |
| --- | --- |
| **BREAKFAST**　朝食 480kcal | マヒマヒサンドイッチ（パン2枚、マヒマヒ、トマト、レタス、タマネギ） |
| **SHOOTING**　ビストロSMAP | 北京ダックのサラダ　ビール350ml |
| **DINNER**　夕食 280kcal | キムチ鍋（キムチ、大根、エノキ、豆腐、春菊、卵2個、椎茸、シメジ） |
| **OTHER**　その他 | ミネラルウォーター 2500ml |

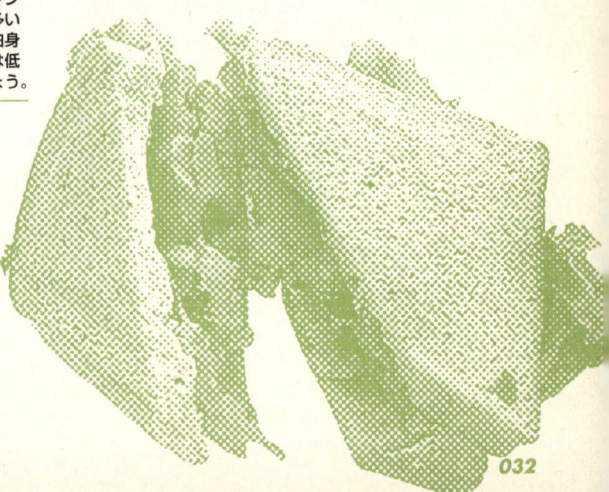

## 9th DAY/TRAINING

### LOG

#### Aerobics エアロビクス

トレッドミル
時速8〜10km×40分
(消費エネルギー 493kcal／走行距離
5.36km／トレーニング後心拍数 166拍/分)

エアロビクスとは脂肪燃焼を目的とした強度の低い運動。筋力トレーニングとは筋肉に適度な負荷をかけて鍛える運動です(個々のトレーニングの内容についてはP142〜155を参照してください)。

#### Strength Training 筋力トレーニング

胸・上腕・肩　ベンチプレス
50kg×5回×2セット、
40kg×10回×2セット、
45kg×5回×2セット

胸　フライ(マシン)
20kg×10回×左右各2セット
背中　アッパーバック
20kg×10回×2セット

アッパーバックとは、マシンで上背部の広背筋を鍛えるエクササイズ。バックアーチは、台上に脚を固定して上体を起こし、腰背部の脊柱起立筋を鍛えます。

#### Circuit Training サーキットトレーニング

背中　バックアーチ
10回×3セット
腹部　アブトレーニング
アブドミナルボード30回×2セット

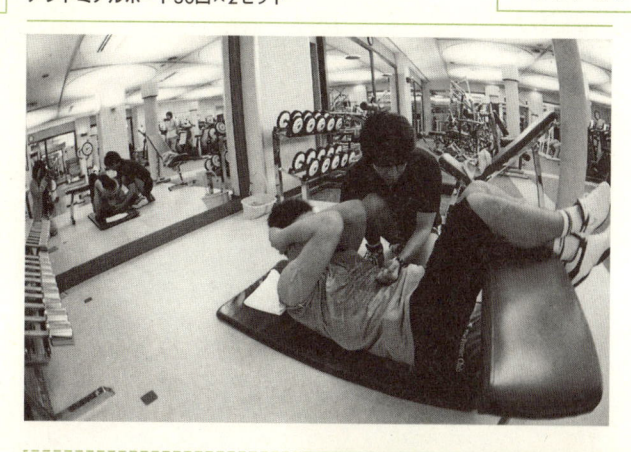

縄跳び
30秒×5セット
ストレッチ

そろそろ長い時間走ることに慣れる時期です。体重をコントロールするうえで、長い時間走れる走力を養っておくのはとても大事なことです。

サーキットトレーニングとは複数の種目を休みなく続けるもの。筋肉を強化しながら、脂肪を燃やすことができて一挙両得です。

**Q**
「先日お風呂に入っていたら、お腹の皮がつまめることに気づいたんです。以前はパンパンに張っていてつまめなかったのに……。ヤセ始めたって感じです。食事のコントロールは難しいですね。お昼外食だと、食べていいものを探しても見つからないときは〈食事を〉抜いたりしています」

**A**
かなりハードな運動をしているので、栄養不足にならないように食事は抜かずにきちんと摂ってください。いざというときはバナナ1本や牛乳1杯でもOK。牛乳にプロテイン(タンパク質)パウダーを溶いたプロテインドリンクは、満腹感もあってイチ押しです。

## 9th DAY / 2nd week

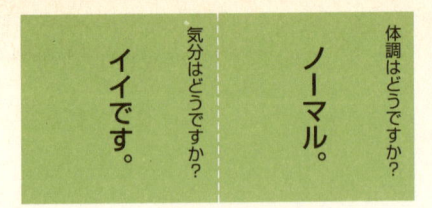

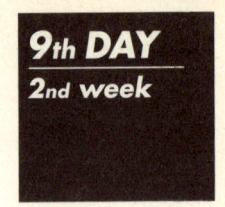

体調はどうですか？ ノーマル。

気分はどうですか？ イイです。

### DATA
| | |
|---|---|
| 体重 | **82.3kg** |
| 摂取エネルギー | **985kcal** |
| 歩数 | **12715歩** |
| その日の行動 | スポーツクラブ |
| その日の運動 | スポーツクラブ2h |

**ADVICE**
1日1食は肥満への片道切符。ひと口ふた口でもいいですから、1日3回食べるようにしてください。

●今日は何を食べましたか？

| 食事 | 食品名／分量 |
|---|---|
| **DINNER** 夕食 798kcal | 焼きイモ1本／バナナ1本／関東風筑前煮（里芋、菜の花、ニンジン、レンコン、コンニャク、ゴボウ、竹の子）／中華風春雨サラダ（春雨、レタス、竹の子、キュウリ、ハム、クラゲ、ニンジン、ピーマン）／納豆1パック |
| **OTHER** その他 187kcal | ミネラルウォーター1500ml／プロテインドリンクコップ1杯／ダイエットゼリーラムネ味 |

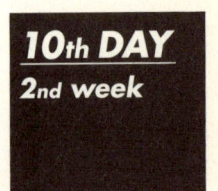

## 10th DAY / 2nd week

体調はどうですか？ 問題なし。

気分はどうですか？ なかなかグーです。

### DATA
| | |
|---|---|
| 体重 | **82.2kg** |
| 摂取エネルギー | **—kcal** |
| 歩数 | **4181歩** |
| その日の行動 | SMAP×SMAP |
| その日の運動 | なし。ダメですね!! |

**ADVICE**
体脂肪を維持する仕組みが働いて、体重の減少が足踏みしていますが、これは一時的なものです。

●今日は何を食べましたか？

| 食事 | 食品名／分量 |
|---|---|
| **SHOOTING** ビストロSMAP | 牛ヒレステーキ／チーズ入りだし巻き卵／おにぎり（昆布）1個／ゆで卵／沢庵／おけ豆腐／乳豆腐／八穀米粥／豆腐とじゃこの唐辛子蒸し／冷たいカッペリーニの胡・豆・昆ダレとネギワンタン添え／緑茶コップ1杯 |
| **DINNER** 夕食 520kcal | バナナ1本／納豆少々／きんぴら（ゴボウ、ニンジン）／関東風筑前煮（里芋、鶏肉、ニンジン、竹の子、レンコン、ゴボウ、コンニャク、椎茸、菜の花）／ダイエットゼリーラムネ味／緑茶290ml／ビール350ml |
| **OTHER** その他 | ミネラルウォーター1600ml |

034

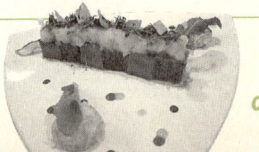

# 11th DAY/TRAINING

## LOG

### Aerobics エアロビクス

▶ トレッドミル
時速8〜11km×30分
(消費エネルギー 465kcal／走行距離 5.00km／
トレーニング後心拍数 163拍/分)

### Strength Training 筋力トレーニング

胸・上腕・肩
ベンチプレス
▶ 57.5kg (max)、
45kg×5回×3セット、
40kg×10回

胸 フライ(マシン)
20kg×10回×左右各2
セット

背中 バックアーチ
20回×2セット

腹部 アブトレーニング
▶ アブドミナルボード30
回×3セット、バランス
シット ノーマル20回×
3セット＋ツイスト20回
×2セット

ストレッチ

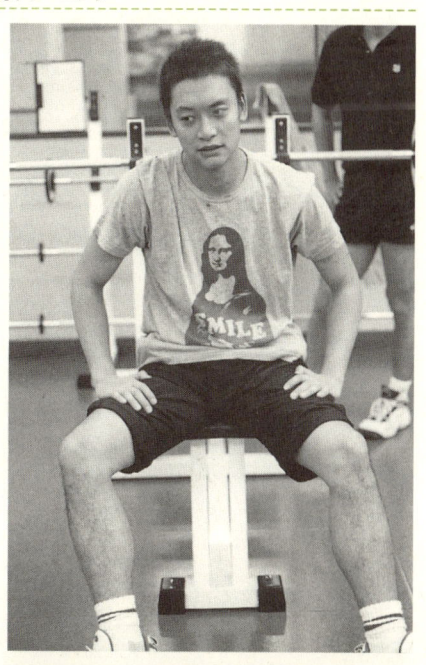

腰を高く保ち、大きなストライドで走れています。ランニングのフォームが良くなってきました。

maxとは自己記録のこと。ベンチプレスの場合、自体重の90％のウェイトを挙げるのが目標です。

アブドミナルボードとは、角度を調節できるフッキン台です。角度は45度程度に設定しています。

**Q**
「家の体脂肪計で、体脂肪率10％台を久しぶりに見た。体脂肪率って不思議。食べるのを2〜3日減らすと体重は減るのに、体脂肪率はむしろ増えていたりする。最近食事をゆっくり味わって食べるようになった。たぶん食事中ミネラルウォーターしか飲まないと決めたせいだと思う。以前はお茶を飲んでいたのに。水だとご飯を半分流し込んでいたけど、少量でも20に合わないから、少量でも20〜25分くらいかけて食べています」

**A**
体脂肪率は体内の水分量から計算します。水分が少ないと体脂肪率は高めに出ますから、食べ物を減らすと(食べ物も大事な水分供給源です)、体脂肪率が高く出る場合があります。
食事をゆっくり食べるようにしたのは大正解。時間をかけると、満腹中枢が満たされて少量でも満腹感があるはずです。

## 11th DAY / 2nd week

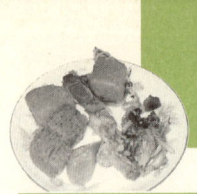

体調はどうですか？
スポーツクラブに行った日は、
気分はどうですか？
気分がイイです。気持ちイイ。スッキリ!!

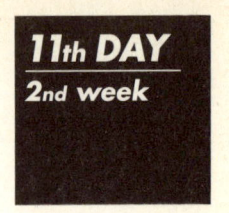

### DATA
| | |
|---|---|
| 体重 | **82.9kg** |
| 摂取エネルギー | **1702kcal** |
| 歩数 | **8532歩** |
| その日の行動 | SMAP×SMAP スポーツクラブ |
| その日の運動 | スポーツクラブ2h |

**ADVICE**
タンパク質は肉、魚、乳製品、卵、豆類と多彩な食品から。ランチに肉か魚を加えるとベターでした。

●今日は何を食べましたか？

| 食事 | 食品名／分量 |
|---|---|
| **BREAKFAST** 朝食 595kcal | ご飯茶碗軽く1杯／納豆1パック／きんぴら(ゴボウ、レンコン、コンニャク、ニンジン)少々／麻婆茄子／味噌汁(タマネギ、エノキ、シメジ)／緑茶コップ1杯 |
| **LUNCH** 昼食 440kcal | おにぎり(昆布、明太子) 2個／バナナ1本 |
| **DINNER** 夕食 480kcal | 竹の子ご飯茶碗軽く1杯／煮物(コンニャク、ゴボウ、カボチャ)／サラダ(トマト、舞茸)／麻婆茄子／味噌汁(タマネギ、エノキ、シメジ) |
| **OTHER** その他 187kcal | プロテインドリンクコップ1杯／ミネラルウォーター1500ml |

## 12th DAY / 2nd week

体調はどうですか？
イーですね、今日は。
気分はどうですか？
スポーツっていいですね。

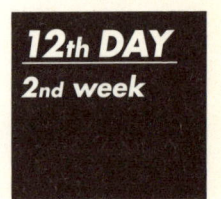

### DATA
| | |
|---|---|
| 体重 | **82.7kg** |
| 摂取エネルギー | **1407kcal** |
| 歩数 | **13858歩** |
| その日の行動 | CDジャケット撮影&フットサル |
| その日の運動 | フットサル2h |

**ADVICE**
コンビニで手に入るバナナ、ゆで卵、野菜ジュースなどでも、必要最低限の栄養バランスは取れます。

●今日は何を食べましたか？

| 食事 | 食品名／分量 |
|---|---|
| **BREAKFAST** 朝食512kcal | 竹の子ご飯茶碗軽く1杯／きんぴら(ゴボウ、レンコン、コンニャク、ニンジン)／タラの煮付け1切れ／味噌汁(大根) |
| **LUNCH** 昼食 270kcal | 味付きゆで卵1個／バナナ1本／野菜ジュース200ml |
| **DINNER** 夕食 625kcal | 焼きおにぎり1個／高野豆腐と椎茸の煮付け／野菜サラダ(キュウリ、セロリ、ピーマン、レタス)半分／味噌汁(椎茸、チンゲン菜、大根)／低脂肪牛乳200ml／ビール350ml |
| **OTHER** その他 | ミネラルウォーター 2850ml |

# 13th DAY/TRAINING

## LOG

### Aerobics エアロビクス

トレッドミル
時速8〜11km×35分
(消費エネルギー 478kcal／走行距離 5.25km／
トレーニング後心拍数 144拍/分)

▶ カーディオバイク
10分
(消費エネルギー 70kcal)

### Strength Training 筋力トレーニング

胸・上腕・肩　ベンチプレス
60kg (max)、50kg×5回、
45kg×5回、40kg×5回、
35kg×5回

胸　フライ(マシン)
20kg×10回×左右各2セット

上腕　フレンチプレス
5kg×10回×左右各2セット

肩・上腕
アップライトロウイング
12.5kg×15回

肩　サイドレイズ
3kg×10回、2kg×10回、
1kg×10回

背中　バックアーチ
15回×2セット

腹部　アブトレーニング
アブドミナルボード50回、
レッグレイズ10回×3セット、
バランスシット ノーマル
20回＋ツイスト10回

ストレッチ

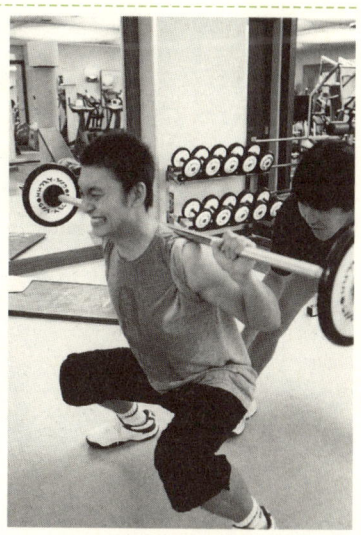

---

カーディオバイクは、座って自転車漕ぎをする固定式のバイク。足腰に負担が少ないので、体重が重い人も安心してトレーニングできます。ただしラクな分、カロリーと脂肪を消費する効率はあまり良くありません。

腹筋はかなりタフな筋肉。そんな腹筋をきちんと疲労させるように、さまざまなエクササイズを組み合わせます。レッグレイズは、上体を固定して脚を上げ、下腹部を鍛える種目です。

---

**Q**「今日もキツかった。でも面白いですね、トレーニングって。筋肉の変化が起こる前に、痛みや張りが出てくるというカラダのルールがだんだんわかってきました。あとランニングしても脈があまり上がらなくなってきましたね」

**A** トレーニングを行ってから、その刺激に適応してカラダに自覚できる変化が起こるまでには、ある程度時差があります。運動後、どんな変化が筋肉に起こるのか、チェックする習慣をつけるといいですね。走っても脈拍(心拍数)が上がらなくなったのは、心肺機能が向上して持久力がついた証拠です。

## 13th DAY
## 2nd week

体調はどうですか？

**なかなかイイ感じですよ。**

気分はどうですか？

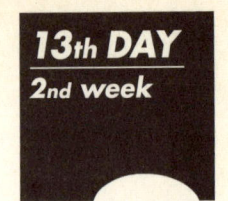

**ゴハンが美味しいです。**

### DATA
| | |
|---|---|
| 体重 | **81.9kg** |
| 摂取エネルギー | **1625kcal** |
| 歩数 | **8092歩** |
| その日の行動 | スポーツクラブ＆スマステ |
| その日の運動 | スポーツクラブ2h |

### ADVICE
ホウレンソウ、トマトや赤ピーマンのような色の濃い野菜ほど、栄養価も高くなります。

●今日は何を食べましたか？

| 食事 | 食品名／分量 |
|---|---|
| **BREAKFAST** 朝食 260kcal | ホウレンソウ胡麻和え／バナナ1本／低脂肪牛乳200ml |
| **LUNCH** 昼食 568kcal | 玄米パン／バナナ1本／ルッコラと大豆、モッツアレラチーズのサラダ／スペイン風野菜オムレツ |
| **DINNER** 夕食 610kcal | ご飯茶碗軽く1杯／アジの開き／ホタテ（ボイル。酢味噌）5個／豆腐半丁／味噌汁（椎茸、大根、チンゲン菜） |
| **OTHER** その他 187kcal | ミネラルウォーター 2430ml／プロテインドリンクコップ1杯 |

## 14th DAY
## 2nd week

体調はどうですか？

**とってもスリーピー。**

気分はどうですか？

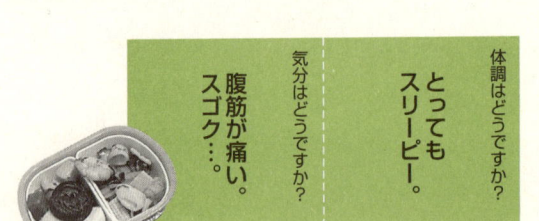

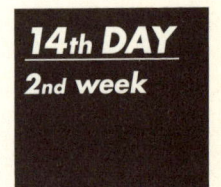

**腹筋が痛い。スゴク…。**

### DATA
| | |
|---|---|
| 体重 | **82.8kg** |
| 摂取エネルギー | **1820kcal** |
| 歩数 | **885歩** |
| その日の行動 | コマーシャル撮影＆打ち合わせ |
| その日の運動 | ほぼ運動"0"です。 |

### ADVICE
味噌汁は、野菜、キノコ、海藻といつも具だくさんで◎。タンパク質は今日くらい食べたいですね。

●今日は何を食べましたか？

| 食事 | 食品名／分量 |
|---|---|
| **BREAKFAST** 朝食 436kcal | ベーグルサンド（ベーグル1個、トマト、卵、キュウリ、ハム）／野菜ジュース200ml |
| **LUNCH** 昼食 670kcal | おにぎり（鮭）1個／ゆで卵半分／野菜のうま煮（竹の子、里芋、ゴボウ、椎茸、鶏肉、フキ、コンニャク）／海鮮炒め（イカ、エビ、竹の子、昆布、キュウリ、ニンジン）／味噌汁（ホウレンソウ、ワカメ） |
| **DINNER** 夕食 714kcal | ご飯茶碗軽く1杯／鶏ささ身の蒸し焼き／キムチ納豆（納豆1パック）／味噌汁（大根、シメジ、ネギ）／野菜ジュース200ml／ビール350ml |
| **OTHER** その他 | ミネラルウォーター 850ml |

**RECIPE**
## オリジナルレシピ集

慎吾はホントに料理上手。手際がいいし、
盛り付けだってなかなかのセンスです。
そんな慎吾が自分で考えて作った
オリジナルダイエットレシピ。
そのほんの一部を公開しちゃいます。

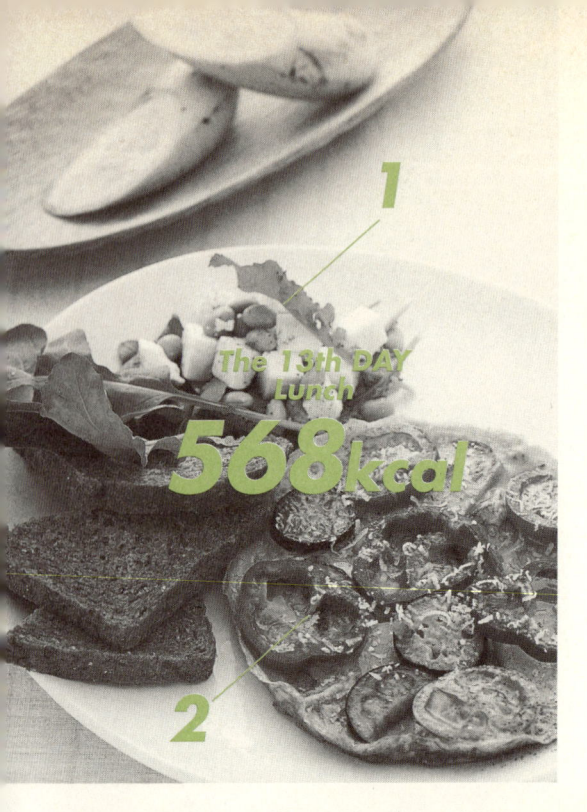

## 地中海式ヘルシーランチ

地中海諸国の食事は、緑黄色野菜と、オレイン酸たっぷりのオリーブオイルを中心としたヘルシーなもの。オイルを少し控えめにして、野菜とチーズを味わうベジタリアンな地中海式ランチをどうぞ。

The 13th DAY Lunch
**568kcal**

## DIET RECIPE 1

ルッコラと大豆、モッツアレラチーズのサラダ
■材料（1人分）
ルッコラ　40g（約4株）
大豆の水煮（缶詰）　30g
モッツアレラチーズ　30g
塩・コショウ・オリーブオイル・レモン　各少量
■作り方
1 ルッコラは洗い、根元を除く。
2 大豆は水気を切る。モッツアレラチーズは1cm角に切る。
3 ボウルに1、2を入れ、塩、コショウ、オリーブオイル、レモンで和え、器に盛る。

## DIET RECIPE 2

スペイン風野菜オムレツ
■材料（1人分）
ジャガイモ　1/2個
トマト　小1個
赤ピーマン　1/2個
ナス　1/2本
オリーブオイル　小さじ1
塩　少々
卵　1個
パルメザンチーズ　小さじ1
コショウ　少々
■作り方
1 ジャガイモは5〜7mm程度の薄切りにし、電子レンジで1分加熱しておく。トマト、赤ピーマンは輪切りにする。ナスは半月切りにする。
2 小さめのフライパンにオリーブオイル半量を温め、1の野菜を炒め、塩を軽くふる。
3 ボウルに卵を溶き、2の具を加え、ひと混ぜする。
4 2のフライパンに残りのオリーブオイルを熱し、3を流し入れ、弱火で焼く。仕上げにパルメザンチーズ、コショウをふる。

### other

玄米パン　50g
バナナ　1本

## 野菜を腹一杯食べよう

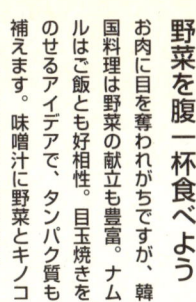

お肉に目を奪われがちですが、韓国料理は野菜の献立も豊富。ナムルはご飯とも好相性。目玉焼きをのせるアイデアで、タンパク質も補えます。味噌汁に野菜とキノコを入れれば、朝から栄養満点！

The 44th DAY Breakfast
**429 kcal**

## DIET RECIPE 1

4種類のナムルと
目玉焼きのせご飯
■材料（1人分）
ニンジン　30g、**a**（すり胡麻小さじ1/4、胡麻油小さじ1/4）
大根　50g、**b**（すり胡麻小さじ1/3、おろしニンニク少々）
春菊　30g、**c**（塩少々、長ネギのみじん切り小さじ1/4、おろしニンニク少々）
椎茸　1枚、**d**（醤油小さじ1/2、みりん小さじ1/2、胡麻油少々）
卵　1個、ご飯　120g、
塩　少々、糸とうがらし　適宜
■作り方
1　ニンジンは3～4cmの千切りにして塩を入れた熱湯で茹で、水気を切り、**a**と混ぜ合わせる。
2　大根は3cmの千切りにし、少量の塩で軽くもみ、水気を絞って**b**と混ぜ合わせる。
3　春菊は堅い部分を除いて3～4cmに切り、**c**と混ぜ合わせる。
4　椎茸は軽く焼き、1cm幅の細切りで混ぜ合わせた**d**に漬ける。
5　フライパンを熱して、目玉焼きを作る。
6　器にご飯を盛り、1、2、3、4を彩りよく盛り付け、5の目玉焼きをのせ、あれば糸とうがらしを散らす。

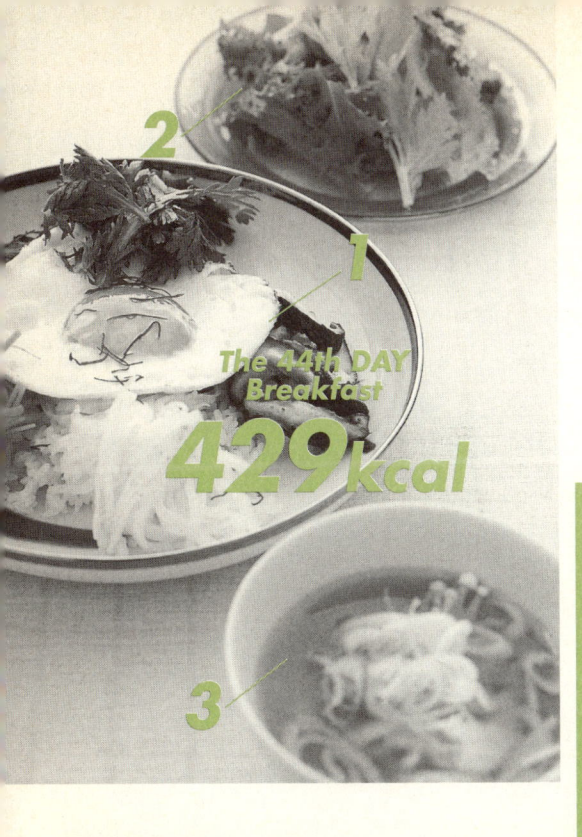

## DIET RECIPE 2

グリーンサラダ
■材料（1人分）
グリーンカール　40g
エンダイブ　30g
セロリ　20g
ノンオイルドレッシング　大さじ1
■作り方
1　グリーンカール、エンダイブは食べやすい大きさにちぎり、セロリは筋を除き、斜め薄切りにして、それぞれを氷水につけてパリッとさせる。
2　よく水気を切り、ノンオイルドレッシングと和え、器に盛る。

## DIET RECIPE 3

タマネギ、エノキ、
長ネギの味噌汁
■材料（1人分）
タマネギ　25g（約1/8個）
エノキ　10g（約1/10袋）
長ネギ　5cm
だし汁　1カップ
味噌　大さじ1
■作り方
1　タマネギは薄切りにする。エノキは小房に分ける。長ネギは斜め薄切りにする。
2　小鍋にだし汁を温めて1を入れ、やわらかくなるまで煮る。
3　火を止め、味噌を溶き入れる。

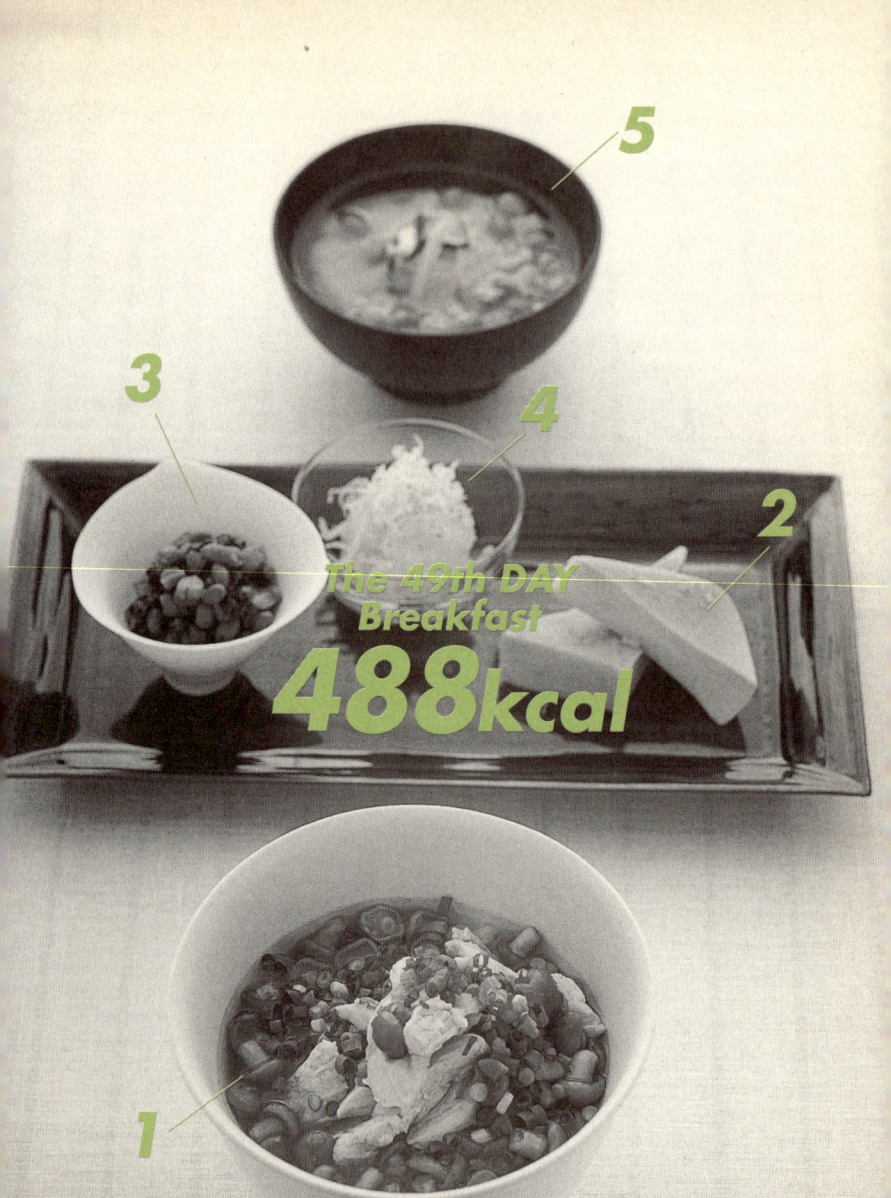

*The 49th DAY*
**Breakfast**
# 488kcal

## ノンオイルな朝食を

もっとも身近な和食こそ、ダイエットの強い味方。だしのうま味を上手に利用すると、クッキングオイルを使わずに仕上げることができます。たとえばこの5品も、まったくのノンオイル。だから、鶏肉や納豆や豆腐などからしっかりタンパク質を摂って、野菜も多めなのに、こんなに低カロリーなのです。ご飯は雑炊にすると、少量でも満腹感を得ることができます。

## DIET RECIPE 3

納豆と野沢菜和え
■材料（1人分）
納豆　20g
野沢菜漬け　10g
醤油　少々
■作り方
野沢菜漬けはみじん切りにし、納豆、醤油とよく和える。

## DIET RECIPE 4

しらすおろし
■材料（1人分）
大根　30g（約1～1.5cm）
しらす　5g
醤油　少々
■作り方
器にすりおろした大根、しらすをのせて、醤油をたらす。

## DIET RECIPE 5

ナメコ、タマネギ、
椎茸の味噌汁
■材料（1人分）
ナメコ　10g（約1/10袋）
椎茸　1枚
タマネギ　1/6個
だし汁　1カップ
味噌　大さじ1
■作り方
1 ナメコはざるに入れて洗う。椎茸はそぎ切りにする。タマネギは薄切りにする。
2 小鍋にだし汁を温め、1を加えてやわらかくなるまで煮る。
3 火を止め、味噌を溶き入れる。

## DIET RECIPE 1

鶏ささ身とナメコの雑炊
■材料（1人分）
鶏ささ身　45g（1本）
ナメコ　70g（約3/4袋）
だし汁　2カップ
a（塩小さじ1/2、薄口醤油小さじ1/2）
ご飯　100g
万能ネギの小口切り　3本
■作り方
1 鶏ささ身はそぎ切りにする。ナメコはざるに入れて洗う。
2 鍋にだし汁と鶏ささ身を入れて火にかけ、浮いてきたアクを除いてaで調味し、水洗いしたご飯を加える。
3 ひと煮立ちしたらナメコを加え、味を見て器に盛り、万能ネギをたっぷりのせる。

## DIET RECIPE 2

高野豆腐の煮物
■材料（1人分）
高野豆腐　1個
a（だし汁1カップ、薄口醤油大さじ1、みりん大さじ1 1/2）
ユズの皮　少量
■作り方
1 高野豆腐は水につけて戻す。
2 小鍋にaと水気をよく絞った高野豆腐を入れ、落とし蓋をして弱火で7～8分ほど煮る。
3 器に盛り付け、すりおろしたユズの皮を散らす。

※ここで紹介したレシピは慎吾が考えたものをベースに栄養士が一般向けにアレンジしたものです。

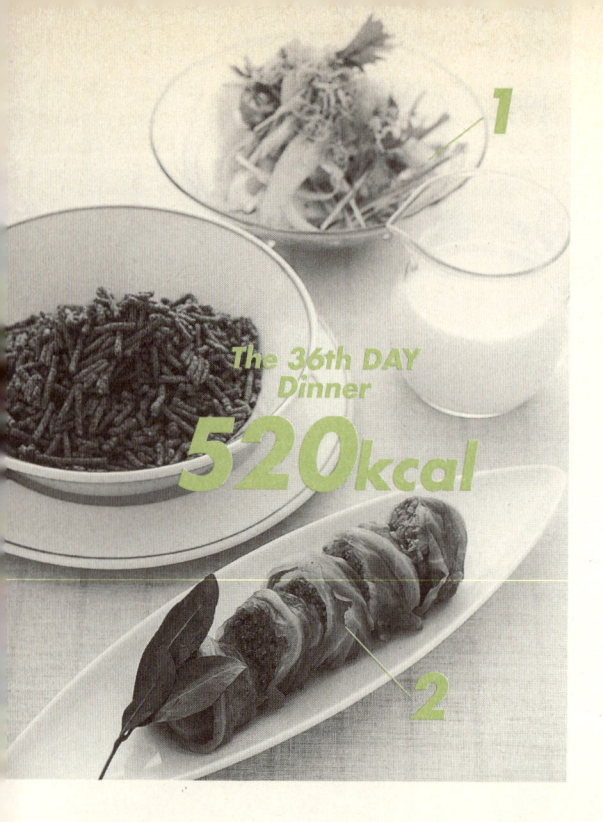

## スパイス&ハーブに注目

ダイエット食=美味しくないと誤解していませんか。油を抑える代わりにスパイスやハーブを活用すると、肉や魚が美味しく食べられます。こんなロールキャベツなら減量生活も楽しくなるでしょ。

*The 36th DAY Dinner*
**520kcal**

## DIET RECIPE 1

水菜と大根とじゃこのサラダ
■材料（1人分）
水菜　40g（約2株）
大根　30g
ちりめんじゃこ　15g
ノンオイルドレッシング　適量
■作り方
1 水菜は洗ってざく切り、大根はピーラーで薄くそぐ。
2 器に1を盛り、ちりめんじゃこをのせ、ノンオイルドレッシングをかける。

## DIET RECIPE 2

ロールキャベツ（1人分1個）
■材料（2個分）
合い挽き肉　50g
a（タマネギのみじん切り1/4個分、パン粉大さじ1、ラム酒漬けレーズンのみじん切り小さじ1/2、パセリのみじん切り小さじ1、塩小さじ1/4、卵・シナモン・クローブ・コショウ　各少々）
キャベツ　2枚
b（白ワイン少々、水1/2カップ、ローズマリー・ローリエ各1枝、塩・コショウ少々）
■作り方
1 キャベツは茹でて芯を削る。
2 合い挽き肉にaの材料を合わせて手でよく混ぜる。
3 1の茹でたキャベツに2をのせ、俵形に包み、巻き終わりは中に押し込んでとめる。
4 鍋に3を入れて、bを加えて汁気がなくなるまで中火で約10～15分煮る。

### other

シリアル　70g
低脂肪牛乳　200ml

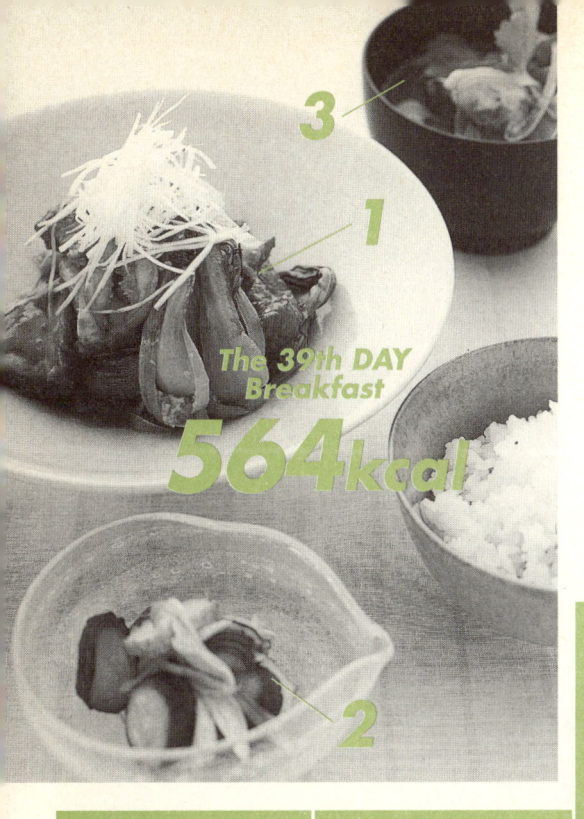

## 主食＋一汁二菜が正解

健康的な低カロリーバランス食のベースが、主食＋一汁二菜という日本食の考え方。主菜では、動物性と植物性のタンパク質をバランス良く。付け合わせに用いたお酢には、疲労回復効果があります。

*The 39th DAY Breakfast*

**564kcal**

### DIET RECIPE 1
中華風うま煮
■材料（1人分）
豚もも肉　40g
塩・コショウ　適量
厚揚げ　1/3枚
ミニチンゲン菜　4株
サラダ油　小さじ1
長ネギみじん切り　小さじ1
水　1/4カップ
蟹肉（缶詰）　1/4缶分
オイスターソース　大さじ1弱
水溶き片栗粉　適量
白髪ネギ　適量
■作り方
1　豚肉は塩・コショウをし、一口大に切る。厚揚げは熱湯をかけ、1cm厚に切る。ミニチンゲン菜は縦半分に切る。
2　フライパンに油を熱し、豚肉、長ネギの順に炒める。厚揚げ、チンゲン菜を加えて、油がまわったら、水を加える。
3　蟹肉、オイスターソース、塩、コショウを加えて味付けし、水溶き片栗粉でとろみをつける。
4　器に盛り白髪ネギを飾る。

### DIET RECIPE 2
ミョウガと竹輪とキュウリの酢の物
■材料（1人分）
ミョウガ　1個、竹輪　1/3本
キュウリ　1/2本、塩　少々
a（酢小さじ1、塩少々、砂糖小さじ1/5）
■作り方
1　ミョウガは斜め薄切りにする。
2　竹輪は5〜7mmの輪切り。キュウリは一口大に切って塩でもみ、しんなりさせ、水気を絞る。
3　aを合わせ、1と2を和える。

### Other
ご飯　120g

### DIET RECIPE 3
アサリとタマネギ、三つ葉の味噌汁
■材料（1人分）
アサリ（殻付き）　50g
タマネギ　1/8個
三つ葉　3〜4本
水　1カップ、味噌　大さじ1
■作り方
1　アサリはよくこすり洗いして塩水につけ、砂を出す。
2　タマネギは薄切りにする。三つ葉は3〜4cmの長さに切る。
3　小鍋に水とアサリを入れて火にかけ、沸騰したらタマネギを加える。タマネギがやわらかくなったら火を止め、味噌を溶く。三つ葉を加え、椀に盛る。

**SHINGO**語録
**02**
時間がなくて運動できない?
それは言い訳。
時間はみんなに平等にあるよ。

# 3rd week
## 15th DAY–21st DAY
第3週

**82.0kg**
↓ 体重
**80.1kg**

**21.8%**
↓ 体脂肪率
**18.0%**

# 15th DAY
## 3rd week

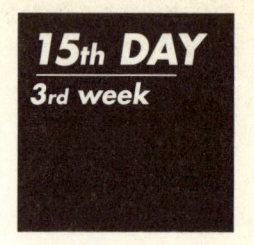

体調はどうですか？
ほぼどこも痛くないです。
気分はどうですか？
そこそこ…。

## DATA
体重 **82.0kg**

摂取エネルギー **1427kcal**

歩数 ——歩

### その日の行動
笑っていいとも！
コマーシャル撮影

### その日の運動
コマーシャル撮影でワイヤーで吊られたり。といっても運動にはなってません。

### ADVICE
全体的にとてもヘルシーなのですが、残念ながらタンパク質が足りません。タンパク質が不足すると、筋肉のタンパク質が分解されてカラダがヤセ細ってしまいます。筋肉が減るとリバウンドを招きやすいので気をつけてください。

●今日は何を食べましたか？

| 食事 | 食品名／分量 |
|---|---|
| **BREAKFAST** 朝食 408kcal | ライ麦パンサンド（ライ麦パン2枚、トマト、チーズ、レタス、鶏ささ身）<br>野菜ジュース200ml |
| **LUNCH** 昼食 480kcal | おにぎり（鮭）1個<br>ゆで卵1個<br>生野菜（キュウリ、トマト、ピーマン）<br>野菜のうま煮（ゴボウ、ニンジン、コンニャク、里芋、竹の子） |
| **DINNER** 夕食 539kcal | 玄米精進弁当（玄米、カブ、生姜、サツマイモ、ゴボウ、舞茸、ヒジキ、フキ、キャベツ他）<br>ナメコ汁 |
| **OTHER** その他 | ミネラルウォーター 1700ml |

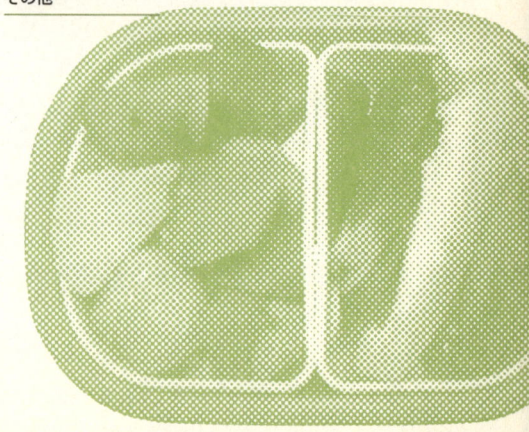

# 16th DAY/TRAINING

### LOG

**Aerobics** エアロビクス

トレッドミル
時速8.5km×60分
(消費エネルギー 754kcal ／走行距離 8.27km ／トレーニング後心拍数 163拍/分)
カーディオバイク
10分
(消費エネルギー 70kcal)

エアロビクスとは脂肪燃焼を目的とした強度の低い運動。筋力トレーニングとは筋肉に適度な負荷をかけて鍛える運動です（個々のトレーニングの内容についてはP142〜155を参照してください）。

**Strength Training** 筋力トレーニング

胸・上腕・肩　ベンチプレス
50kg×10回×2セット、45kg×5回×2セット
背中　アッパーバック
20kg×10回×3セット
背中　バックアーチ
10回×3セット
腹部　アブトレーニング
アブドミナルボード30回×3セット
ストレッチ

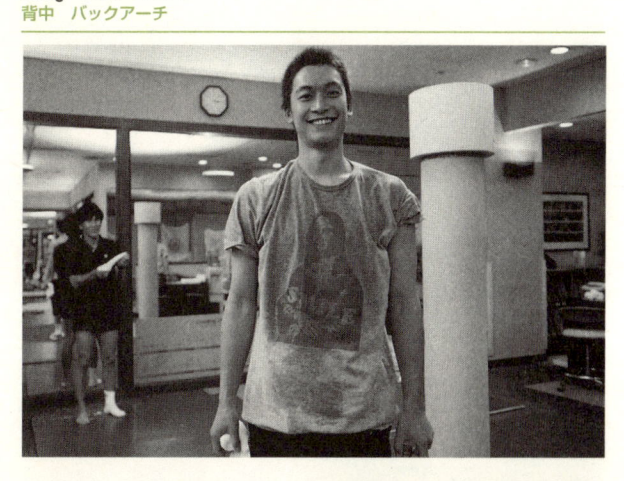

初めての60分走でしたが、かなりスムーズでしたね。60分走れるようになれば、今後トレーニングを続けていくうえでの基礎体力が十分できたと考えられます。

**Q**「1時間走ったのは生まれて初めて！　思ったよりも平気でした。もう少し速い速度で走っても大丈夫です。トレーニングの間が2日空くんですが、この間に筋肉の張りがなくなるのがわかる。張りを維持するような自主トレ、自宅でできないモンでしょうか」

**A** ジムでトレーニングできないとき、自重などを用いて自宅で運動するのは良いことです。ただ現在のように週3回定期的に通っていて、それだけの余力が残っているようなら、ジムでのトレーニングをもっともっとハードに追い込んだ方が効果的です。筋肉にも休養は必要ですから。

## 16th DAY / 3rd week

体調はどうですか？ **順調。**

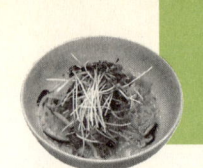

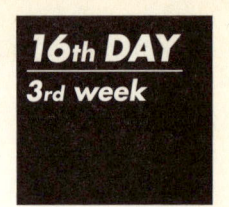

気分はどうですか？ **グレイト。**

### DATA
| | |
|---|---|
| 体重 | **81.7kg** |
| 摂取エネルギー | **1008kcal** |
| 歩数 | **3539歩** |
| その日の行動 | スポーツクラブ＆買い物 |
| その日の運動 | スポーツクラブ2h |

**ADVICE**
夕飯。ご飯などの主食、肉や魚などの主菜がないと、エネルギー不足と栄養不足のダブルパンチです。

●今日は何を食べましたか？

| 食事 | 食品名／分量 |
|---|---|
| **BREAKFAST** 朝食 305kcal | シリアル(玄米) 少々＋低脂肪牛乳200ml／ゆで卵1個／野菜ジュース200ml |
| **LUNCH** 昼食 358kcal | ベトナムフォー(麺、モヤシ、カイワレ、チンゲン菜、椎茸)／ビール350ml |
| **DINNER** 夕食 158kcal | 生野菜サラダ(キュウリ、セロリ、キャベツ、ピーマン、柚子味噌)／メカブとコンニャク／味噌汁(カイワレ、モヤシ、大根、シメジ、ネギ) |
| **OTHER** その他 187kcal | ミネラルウォーター 2500ml／プロテインドリンクコップ1杯 |

## 17th DAY / 3rd week

体調はどうですか？ **食いすぎました。**

気分はどうですか？ **なので走ってみました。**

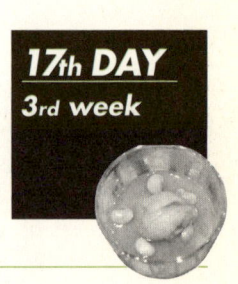

### DATA
| | |
|---|---|
| 体重 | **81.4kg** |
| 摂取エネルギー | **——kcal** |
| 歩数 | **10081歩** |
| その日の行動 | SMAP×SMAP＆SMAP×SMAP |
| その日の運動 | 約5kmランニング(30分) |

**ADVICE**
食べすぎたと思ったら、その日のうちに超過分のカロリーを消費しましょう。ヤケにならずに冷静に。

●今日は何を食べましたか？

| 食事 | 食品名／分量 |
|---|---|
| **BREAKFAST** 朝食 518kcal | おにぎり(タラコ)1個／カボチャの煮物少々／豆腐と魚のすり身ステーキ |
| **SHOOTING** ビストロSMAP | 鰯のつみれ汁／ボタ餅／漬物の盛り合わせ／豚の角煮／しらす野沢菜和え |
| **LUNCH** 昼食 553kcal | おにぎり(鮭)1個／タラみりん漬け1切れ／切り干し大根少々／タコとキュウリの酢の物 |
| **SHOOTING** ビストロSMAP | 馬肉寿司／う巻き／コーンスープ／冷やしそば／茶碗蒸し／貝の土佐酢ジュレ／鯵・鮪ポン酢／鰯の梅煮／トロピカルデザート／大葉とハマグリのパスタ他 |
| **OTHER** その他 | ミネラルウォーター 2500ml |

050

# 18th DAY/TRAINING

## LOG

### Aerobics エアロビクス

トレッドミル
時速8〜11km×60分
(消費エネルギー 769kcal ／走行距離 8.46km ／
トレーニング後心拍数 150〜157拍/分)

### Strength Training 筋力トレーニング

胸・上腕・肩　ベンチプレス
50kg×10回+5回、45kg×5回×
3セット
胸　フライ
17kg×8回、15kg×10回
背中　アッパーバック
20kg×15回×3セット

肩　ショルダープレス
15kg×15回×2セット
背中　バックアーチ
10回×3セット
腹部　アブトレーニング
アブドミナルボード30回×3セット
ストレッチ

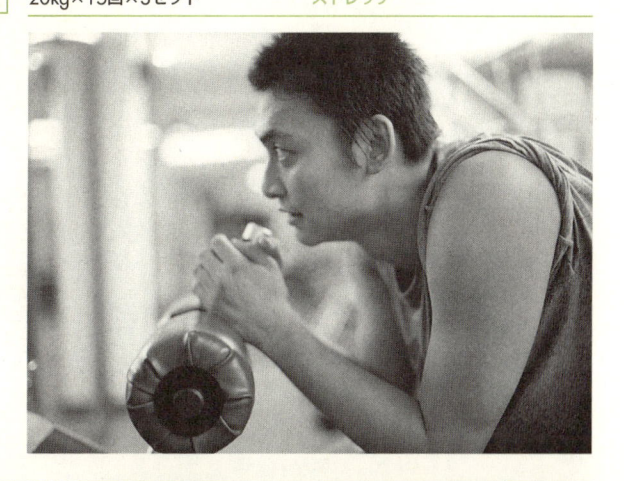

---

トレーニングの翌日腹筋が痛むとのこと。そんなときはストレッチで筋肉を優しく伸ばしてください。ストレッチは毎日やっても構いません。お風呂上がりなど、カラダが温まっているときの方が、筋肉がほぐれやすくて効果的です。

**Q** 「昨日番組で久しぶりに食べすぎたので、収録スタジオから高速のインターまでジョギングしました。最近トレッドミルでラクに走れるようになったからって"外、走れんじゃないかな"と思って。気持ち良かった。それにしても"ビストロSMAP"は難関ですね。試食のシーンはオンエアーでは数分ですけど、実際は結構長い間食べてるんですよ。"何で食べないの"ってメンバーに突っ込まれないように、食べる手を休めずダイエット的に食べられる品目を選んでいます。ゴロちゃんがこのチームのコレ、超ウマイよ"と勧めてくれても、"もう食べたよ"とか言ってごまかしたりして」

**A** ランニングシューズはクルマに積みっぱなしとのこと。時間を見つけてランニングするのは、とても良い習慣です。トレッドミルで走るよりも、外を走る方が運動負荷は多少大きくなりますから、膝や脇腹に痛みが出てきたら、中断して歩いてください。

## 18th DAY / 3rd week

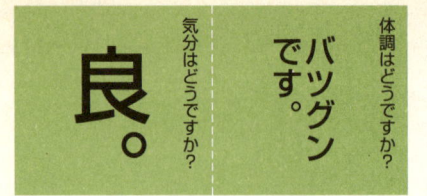

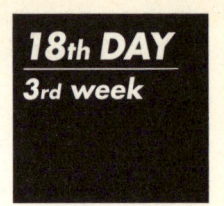

体調はどうですか？ **バツグンです。**

気分はどうですか？ **良。**

### DATA
| | |
|---|---|
| 体重 | **81.2kg** |
| 摂取エネルギー | **1152kcal** |
| 歩数 | **14186歩** |
| その日の行動 | SMAP×SMAP スポーツクラブ |
| その日の運動 | スポーツクラブ2h |

**ADVICE**
朝食にグレープフルーツなどの柑橘類を食べると、寝ている間に排出された老廃物の代謝が進みます。

●今日は何を食べましたか？

| 食事 | 食品名／分量 |
|---|---|
| **BREAKFAST** 朝食 275kcal | シリアル(玄米) 少々＋低脂肪牛乳200ml／ゆで卵1個／グレープフルーツ1/2個 |
| **LUNCH** 昼食 343kcal | おにぎり(タラコ) 1個／野菜サラダ(キャベツ、ピーマン、セロリ、ハム、ドレッシングなし)／カジキマグロの煮付け1切れ／切り干し大根少々 |
| **DINNER** 夕食 347kcal | 台湾汁ビーフン(ビーフン、ニラ、トマト、カイワレ、長ネギ、シメジ)／ビール350ml |
| **OTHER** その他 187kcal | ミネラルウォーター 3000ml／プロテインドリンクコップ1杯 |

## 19th DAY / 3rd week

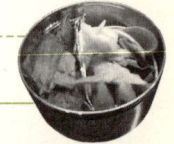

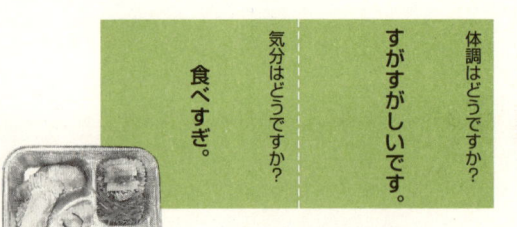

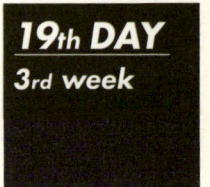

体調はどうですか？ **すがすがしいです。**

気分はどうですか？ **食べすぎ。**

### DATA
| | |
|---|---|
| 体重 | **81.6kg** |
| 摂取エネルギー | **――kcal** |
| 歩数 | **4377歩** |
| その日の行動 | 特上!天声慎吾 福島ロケ |
| その日の運動 | ロケ |

●今日は何を食べましたか？

| 食事 | 食品名／分量 |
|---|---|
| **BREAKFAST** 朝食 358kcal | おにぎり(タラコ) 1個／カボチャ煮付け&カジキマグロの煮付け&切り干し大根各々ひと口ずつ／ゆで卵1個 |
| **SHOOTING** 特上!天声慎吾ロケ | 旅館懐石料理／ビール500ml／お餅のお菓子／ウドのきんぴら／うるい／赤ハラの塩焼き山椒味噌和え／ハヤのてんぷら／日本酒コップ小1杯 |
| **DINNER** 夕食 200kcal | お弁当(卵焼き、うるい、鮭、キャベツ&キュウリの漬物、きんぴらゴボウ)各々少々 |
| **OTHER** その他 | ミネラルウォーター 2000ml |

052

## 20th DAY/TRAINING

### LOG

**Aerobics** エアロビクス

トレッドミル
時速10〜13km×15分
(消費エネルギー 230kcal／走行距離 2.74km)

**Strength Training** 筋力トレーニング

胸・上腕・肩　ベンチプレス
62.5kg(max)、55kg×5回×2セット、50kg×5回×3セット
▶ 胸・上腕・肩　プッシュアップ
10回×3セット
上腕　ディップス
10回×2セット
胸　フライ
12kg×15回×3セット
肩　ショルダープレス
12.5kg×15回
上腕　トライセプスキックバック
3kg×10回、2kg×10回

肩・上腕　アップライトロウイング
15kg×10回×2セット
上腕　アームカール
10kg×20回×2セット
背中　バックアーチ
20回×2セット
腹部　アブトレーニング
アブドミナルボード30回×2セット、ペダリング30回×2セット、バランスシット ノーマル20回×2セット＋ツイスト10回×2セット
ストレッチ

> プッシュアップ（腕立て伏せ）は、上半身の基本エクササイズです。床につく両手の幅(スタンス)を広くすると胸に、狭くすると上腕に負荷を集中できます。

**Q**
「体重だけでなく、カラダのカタチが変わってきた感じがします。昨日少し風邪っぽかったので、気をつけないと。これまでもただ食べないだけのダイエットをしていると、1週間くらいで決まって体調が悪くなって断念していたから」

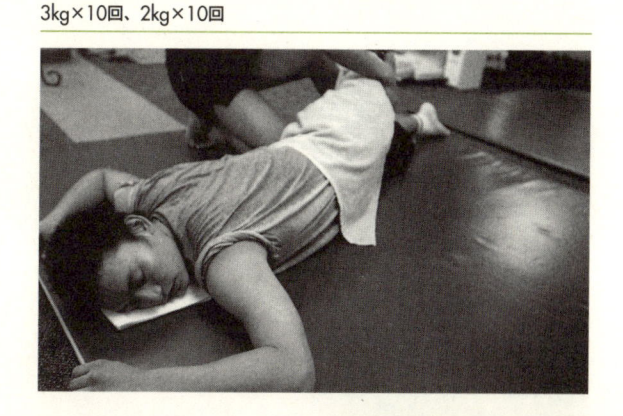

**A**
体脂肪が落ちると風邪などへの抵抗力が低下します。ダイエットで栄養素が不足気味だと、ちょっとした疲れで体調も乱れがち。ビタミンやアミノ酸などのサプリメントも上手に活用しながら、必要な栄養を摂り、心身のコンディションをベストな状態に保ちましょう。

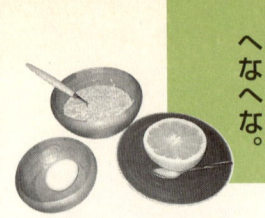

## 20th DAY / 3rd week

体調はどうですか？
昨日の夜からちょっと風邪っぽい。薬飲んだ。

気分はどうですか？
そこそこ。へなへな。

### DATA

| | |
|---|---|
| 体重 | **79.9kg** |
| 摂取エネルギー | **1074kcal** |
| 歩数 | **5505歩** |
| その日の行動 | ゴロちゃんの舞台観た&スマステ |
| その日の運動 | スポーツクラブ2h |

**ADVICE**
2時間運動した日にしては、摂取エネルギーが少なすぎ。夕飯の野菜炒めに肉をプラスしてください。

### ●今日は何を食べましたか？

| 食事 | 食品名／分量 |
|---|---|
| **BREAKFAST** 朝食 275kcal | シリアル（玄米）少々＋低脂肪牛乳200ml／ゆで卵1個／グレープフルーツ1/2個 |
| **LUNCH** 昼食 394kcal | サンドイッチ（食パン1枚、チーズ、キュウリ、トマト、ハム） |
| **DINNER** 夕食 218kcal | おにぎり（タラコ）1個／野菜炒め（キャベツ、ピーマン、セロリ） |
| **OTHER** その他 187kcal | ミネラルウォーター 2600ml／プロテインドリンクコップ1杯 |

---

## 21st DAY / 3rd week

体調はどうですか？
そこそこ。

気分はどうですか？
よかです。

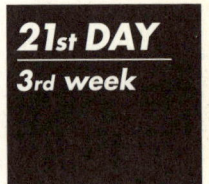

### DATA

| | |
|---|---|
| 体重 | **80.1kg** |
| 摂取エネルギー | **908kcal** |
| 歩数 | **13688歩** |
| その日の行動 | 買い物&フットサル |
| その日の運動 | フットサル2h |

**ADVICE**
朝食に野菜サラダ、ランチにご飯などの主食が欠けています。これでフットサル2hはハードでは？

### ●今日は何を食べましたか？

| 食事 | 食品名／分量 |
|---|---|
| **BREAKFAST** 朝食 225kcal | シリアル（玄米）少々＋低脂肪牛乳200ml／ゆで卵1個 |
| **LUNCH** 昼食 254kcal | 前菜3点盛り（水ダコの燻製、空豆のお浸し、本鱒のオリーブオイル漬け）／ウーロン茶1缶／生野菜サラダ（キャベツ、キュウリ、セロリ、サニーレタス、パプリカ） |
| **DINNER** 夕食 429kcal | 玄米おにぎり1個／もずくとコンニャク／納豆1パック／ビール350ml |
| **OTHER** その他 | ミネラルウォーター 2500ml |

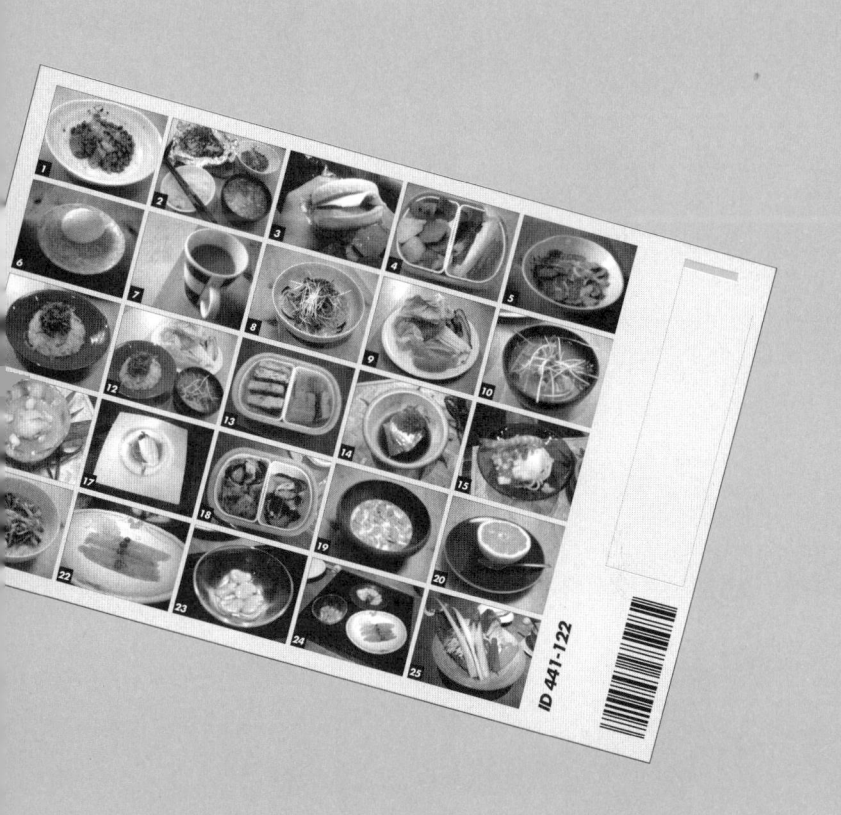

**SHINGO語録**
**03**
食べ方を工夫すれば、
ダイエット中に
絶対食べられないモノなんてない。

# 4th week

## 22nd DAY–28th DAY
第4週

**80.2kg**
↓ 体重
**78.6kg**

**18.0%**
↓ 体脂肪率
**15.2%**

## 22nd DAY
### 4th week

体調はどうですか？

はい！ノーマルです。

気分はどうですか？

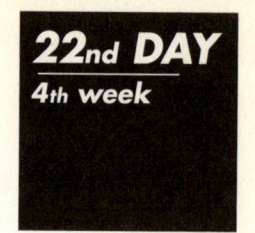

今日初めて大食いしているユメを見ました。

### DATA

体重　**80.2kg**

摂取エネルギー　**1113kcal**

歩数　**4714歩**

その日の行動

　笑っていいとも！
　コマーシャル撮影

その日の運動

　スポーツクラブ2h

### ADVICE

本日は野菜、海藻、キノコ、果物などの副菜をほとんど食べていません。これらの食品はビタミン、ミネラル、食物繊維の大事な供給源です。食事量を減らしているときはとくに、体調を崩さないためにも積極的に摂りましょう。

●今日は何を食べましたか？

| 食事 | 食品名／分量 |
|---|---|
| **BREAKFAST**<br>朝食 225kcal | シリアル（玄米）少々＋低脂肪牛乳200ml<br>ゆで卵1個 |
| **LUNCH**<br>昼食 431kcal | 玄米おにぎり1個<br>豆腐と魚のすり身ステーキ |
| **DINNER**<br>夕食 270kcal | バナナ1本<br>ヨーグルト200g<br>野菜サラダ（ノンオイルドレッシング） |
| **OTHER**<br>その他 187kcal | ミネラルウォーター 4500ml<br>プロテインドリンクコップ1杯 |

## 22nd DAY/TRAINING

### LOG

**Aerobics** エアロビクス

トレッドミル
時速7.5〜14km×20分
(消費エネルギー 220kcal／
走行距離 2.5km／
トレーニング後心拍数 126拍/分)

エアロビクスとは脂肪燃焼を目的とした強度の低い運動。筋力トレーニングとは筋肉に適度な負荷をかけて鍛える運動です（個々のトレーニングの内容についてはP142〜155を参照してください）。

**Strength Training** 筋力トレーニング

胸・上腕・肩　ベンチプレス
65kg(max)挑戦→失敗
胸・上腕・肩　プッシュアップ
20回×5セット
ストレッチ

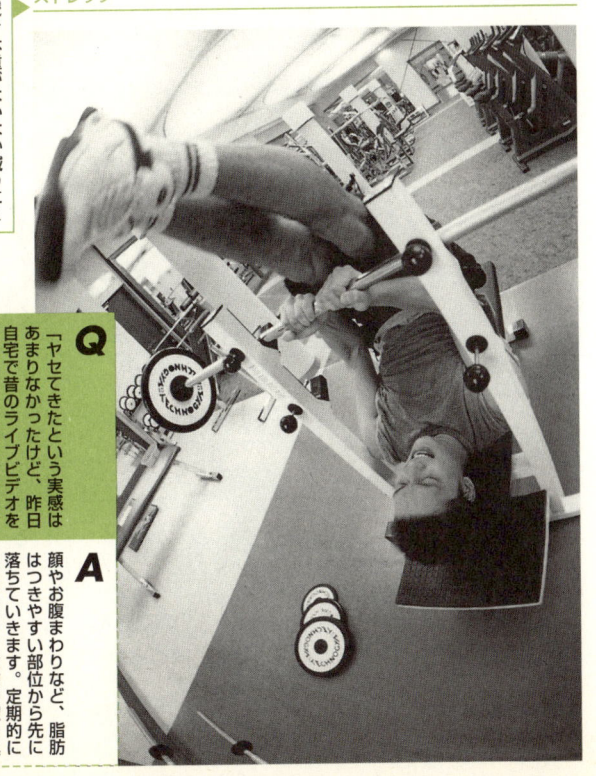

---

体調を整えるために、運動後にナトリウムカットを行いました。これはミストサウナを使って大量の汗をかいて、汗とともに体内のナトリウム（塩分）を排出するボディトリートメントです。ナトリウムが多すぎるとカラダは水分を含みやすく（辛いモノを食べると水を飲みたくなりますよね。）、体重がなかなか減りにくい状態になります。これを改善する目的でナトリウムを排出するのです。発汗後の水分補給は蒸留水（ナトリウムなどのミネラル分を含まない）で行います。ただし専門家の指導のもとに行わないと危険なので、自己流では決してマネしないでください。

---

**Q**
「ヤセてきたという実感はあまりなかったけど、昨日自宅で昔のライブビデオを観たら、笑ったときのホオの肉の量がいまの3倍くらいあって、ホントにヤセんだなと思いました。ミスユアル的にもダイエット効ですね。でも今日は腕立てが100回できて満足」

**A**
顔やお腹まわりなど、脂肪はつきやすい部位から先に落ちていきます。定期的に写真を撮り、脂肪の減り具合を記録してみましょう。すると、体重や体脂肪率に加えて、ビジュアル的にもダイエット効果が確認できますし、やる気も出てきます。

## 23rd DAY
### 4th week

体調はどうですか？
バリウム飲んだり、食事の時間がボロボロだったり…。

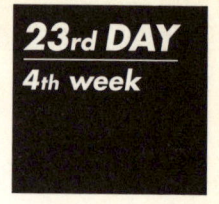

気分はどうですか？
スッキリしません…。

### DATA
体重　　　　　**80.4kg**
摂取エネルギー　**968kcal**
歩数　　　　　**2599**歩

| その日の行動 | スマステで人間ドック |
|---|---|
| その日の運動 | 体力測定でカーディオバイク10分以上 |

### ADVICE
朝食はカロリーと栄養バランスが絶妙。夜の麺にシーフードを入れるとタンパク質が補えます。

●今日は何を食べましたか？

| 食事 | 食品名／分量 |
|---|---|
| **BREAKFAST**<br>朝食 478kcal | ご飯茶碗軽く1杯／野菜サラダ（キャベツ、キュウリ、パプリカ、トマト、鶏ささ身）半分／卵とタマネギと豚挽き肉の炒め物／味噌汁（大根、チンゲン菜） |
| **LUNCH**<br>昼食 220kcal | バナナ1本／ビール350ml |
| **DINNER**<br>夕食 270kcal | タイ風トムヤム麺（麺、ニラ、タマネギ、キャベツ、シメジ） |
| **OTHER**<br>その他 | ミネラルウォーター 2500ml |

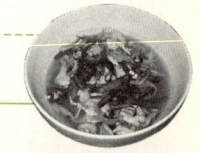

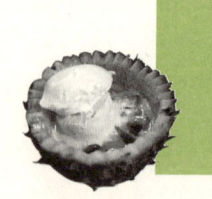

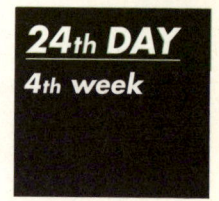

---

## 24th DAY
### 4th week

体調はどうですか？
食いすぎたか？

気分はどうですか？
食いすぎて美味かった!!

### DATA
体重　　　　　**79.7kg**
摂取エネルギー　**――kcal**
歩数　　　　　**――**歩

| その日の行動 | SMAP×SMAP |
|---|---|
| その日の運動 | 速歩き30分 |

### ADVICE
少し食べすぎですが、ダイエット中は気分的に満足することも必要。翌日から気持ちを切り替えて。

●今日は何を食べましたか？

| 食事 | 食品名／分量 |
|---|---|
| **BREAKFAST**<br>朝食 520kcal | ご飯茶碗軽く1杯／カレイの塩焼き／ワラビの胡麻和え少々／味噌汁（大根、チンゲン菜） |
| **LUNCH**<br>昼食 476kcal | マフィンサンド（マフィン1個、ハム、キュウリ、トマト、チーズ）／ヨーグルト |
| **SHOOTING**<br>ビストロSMAP | ハワイアンフォンデュー／Chi-Chiハワイアンデザート／鶏もも肉のオレンジ焼き唐辛子味噌／ハワイアンプレート他 |
| **OTHER**<br>その他 | ミネラルウォーター 2000ml |

## 25th DAY/TRAINING

### LOG

**Aerobics** エアロビクス

トレッドミル
時速8〜11km×30分
（消費エネルギー 385kcal ／走行距離 3.95km ／
トレーニング後心拍数 131拍/分）

**Strength Training** 筋力トレーニング

胸・上腕・肩　ベンチプレス
65kg（max）、55kg×7回×3セット、35kg×15回
胸　フライ
8kg×10回×3セット
胸　プルオーバー
5kg×10回×2セット
胸・上腕・肩　プッシュアップ
10回×3セット（膝立て）
上腕　フレンチプレス
3kg×10回×左右各2セット
肩・上腕　アップライトロウイング
15kg×10回×3セット

肩　ショルダープレス
12.5kg×10回
上腕　コンセントレーション
アームカール
5kg、4kg、3kg（オールアウトまで）
背中　バックアーチ
10回×3セット
腹部　アブトレーニング
アブドミナルボード50回、バランスシット ノーマル20回＋ツイスト10回、クランチ20回×2セット
ストレッチ

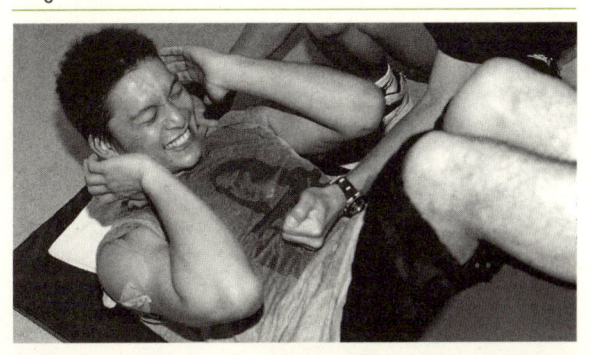

ずいぶんラクに走れています。これは体重が落ちてきているので、余計な荷重が足腰にかからなくなったからです。走るときに爪先が開き気味ですから、その点は気をつけてください。爪先をまっすぐ着地しないと膝へのストレスとなります。

**Q**「実は衝撃的な事実が！番組で人間ドックに行って、肝臓を超音波で診てもらったら、脂肪肝だったんです。ダイエットを始めてよかった。本当に危ないところでした。食事はもっと減らしていい感じがします。たぶんいま多くて1600キロカロリーくらい食べてるけど、かなり満足しているし、多く感じるときもある」

**A** 脂肪肝とは、肝臓に無駄な脂肪がたまった状態。肥満やお酒の飲みすぎなどがおもな原因。がってダイエットで無駄な体脂肪を落とすことは、脂肪肝の解消にも役立ちます。
食事が「多すぎる」と感じているようなら、カラダが少食に慣れてきた証拠ですね。80kg台の壁を乗り越えるためにも、この機会にもう少しだけ摂取エネルギーを減らしてみましょう。少食に適応してくると、体重は落ちにくくなりますから。

## 25th DAY
### 4th week

体調はどうですか？
**よし、よし、よし。**

気分はどうですか？
**70kg台に入ったカンジです!!**

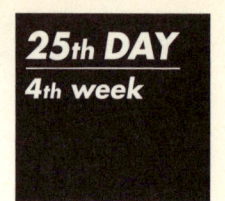

●今日は何を食べましたか？

| 食事 | 食品名／分量 |
|---|---|
| **BREAKFAST** 朝食 526kcal | ご飯茶碗軽く1杯／竹輪とネギとシメジの炒め物／きんぴら（ゴボウ、コンニャク）／味噌汁（大根、タマネギ、ミョウガ） |
| **LUNCH** 昼食 352kcal | ベーグルサンド（ベーグル1個、卵、キュウリ、レタス）／ゆで卵1個 |
| **DINNER** 夕食 665kcal | ご飯茶碗軽く1杯／高野豆腐の煮付け／マグロの山かけ3切れ／大根サラダ（大根、カイワレ、ミョウガ、ホタテの貝柱）／味噌汁（大根、ミョウガ、シジミ、タマネギ） |
| **OTHER** その他 187kcal | ミネラルウォーター 3000ml／プロテインドリンクコップ1杯 |

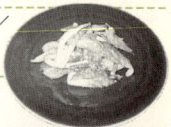

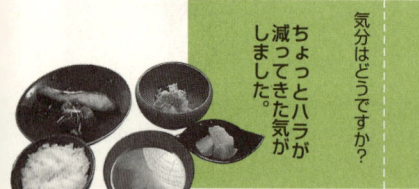

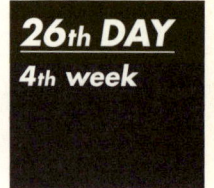

### DATA
| | |
|---|---|
| 体重 | **79.6kg** |
| 摂取エネルギー | **1730kcal** |
| 歩数 | **7706歩** |
| その日の行動 | スポーツクラブ＆SMAP×SMAP |
| その日の運動 | スポーツクラブ2h |

### ADVICE
運動後の夕飯。高野豆腐とマグロでタンパク質を多く摂ったので、筋肉の合成が一層促されます。

---

## 26th DAY
### 4th week

体調はどうですか？
**良いんですが、**

気分はどうですか？
**ちょっとハラが減ってきた気がしました。**

●今日は何を食べましたか？

| 食事 | 食品名／分量 |
|---|---|
| **BREAKFAST** 朝食 624kcal | ご飯茶碗軽く1杯／鮭の塩焼き1切れ／マグロ照り焼き3切れ／イクラしらすおろし少々／味噌汁（大根、タマネギ、ミョウガ、シジミ）／グレープフルーツ少々 |
| **LUNCH** 昼食 462kcal | ベーグルサンド（ベーグル1個、ハム、チーズ、レタス、キュウリ）／ゆで卵1個／野菜ジュース200ml |
| **DINNER** 夕食 536kcal | おにぎり（鮭）1個／カレイの塩焼き1尾／ホウレンソウのお浸し／大根サラダ（大根、カイワレ、ミョウガ、ホタテの貝柱）／味噌汁（大根、タマネギ、ミョウガ、シジミ） |
| **OTHER** その他 | ミネラルウォーター 1500ml |

### DATA
| | |
|---|---|
| 体重 | **79.8kg** |
| 摂取エネルギー | **1622kcal** |
| 歩数 | **3218歩** |
| その日の行動 | 何と一日中家にいた |
| その日の運動 | 何と運動0 |

### ADVICE
魚を食べるときは、塩焼きや照り焼きなどの料理法で。朝食の魚は、どちらか納豆か豆腐にしても。

## 27th DAY
### 4th week

体調はどうですか？
**ダイジョウブですよ。**

気分はどうですか？
**朝昼スゴク減らしてみました。**

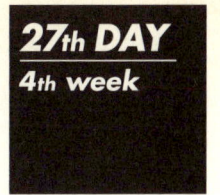

### DATA

| | |
|---|---|
| 体重 | **78.6kg** |
| 摂取エネルギー | **1082kcal** |
| 歩数 | ——歩 |
| その日の行動 | ラジオ&打ち合わせ&スマステ!! |
| その日の運動 | 打ち合わせだから動かず。話しっぱなし。 |

**ADVICE**
これでは摂取エネルギーが少なすぎです。朝と昼におにぎりか野菜サンドイッチを各々プラスして。

●今日は何を食べましたか？

| 食事 | 食品名／分量 |
|---|---|
| **BREAKFAST** 朝食 143kcal | ゆで卵1個／ヨーグルト |
| **LUNCH** 昼食 130kcal | リンゴ1個 |
| **DINNER** 夕食 669kcal | ご飯茶碗軽く1杯／カジキマグロの照り焼き1切れ／冷ややっこ（豆腐半丁、しらす、オクラ）／味噌汁（大根、カイワレ、エノキ）／野菜ジュース200ml |
| **OTHER** その他 140kcal | ミネラルウォーター2500ml／ビール350ml |

---

## 28th DAY
### 4th week

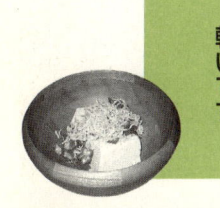

体調はどうですか？
**グー!!**

気分はどうですか？
**ちょっと軽いです。**

### DATA

| | |
|---|---|
| 体重 | **78.6kg** |
| 摂取エネルギー | **1164kcal** |
| 歩数 | **10340歩** |
| その日の行動 | スポーツクラブ&レコーディング |
| その日の運動 | スポーツクラブ2h |

**ADVICE**
シリアル+牛乳で必要なエネルギー、タンパク質、ビタミン、ミネラル、食物繊維が手軽に補えます。

●今日は何を食べましたか？

| 食事 | 食品名／分量 |
|---|---|
| **BREAKFAST** 朝食 275kcal | シリアル（玄米）少々+低脂肪牛乳200ml／ゆで卵1個／グレープフルーツ1/2個 |
| **LUNCH** 昼食 452kcal | おにぎり（昆布）1個／ヒジキサラダ（ヒジキ、水菜、ピーマン、大豆）／筑前煮（ゴボウ、昆布、ニンジン、大豆）／バナナ1本 |
| **DINNER** 夕食 250kcal | もずく酢／冷ややっこ（豆腐1/4、納豆1パック、しらす）／味噌汁（大根、カイワレ、エノキ）／キムチ少々 |
| **OTHER** その他 187kcal | ミネラルウォーター2430ml／プロテインドリンクコップ1杯 |

# 28th DAY/TRAINING

## LOG

**Aerobics** エアロビクス

▶ トレッドミル
時速8〜11km×30分
(消費エネルギー 442kcal／走行距離 5.26km／
トレーニング後心拍数 173拍/分)

**Strength Training** 筋力トレーニング

胸・上腕・肩　ベンチプレス
55kg×5回×3セット
胸　フライ
10kg×10回×2セット
上腕　フレンチプレス
3kg×10回×左右各3セット
肩・上腕　アップライトロウイング
15kg×10回×3セット
上腕　アームカール
12kg×7回×3セット

背中　バックアーチ
10回×3セット
腹部　アブトレーニング
アブドミナルボード30回×3セット、レッグレイズ10回×3セット、クランチ20回×3セット、以降オールアウトまでバランスシット
脚・お尻　スクワット(自重)
20回×3セット
ストレッチ

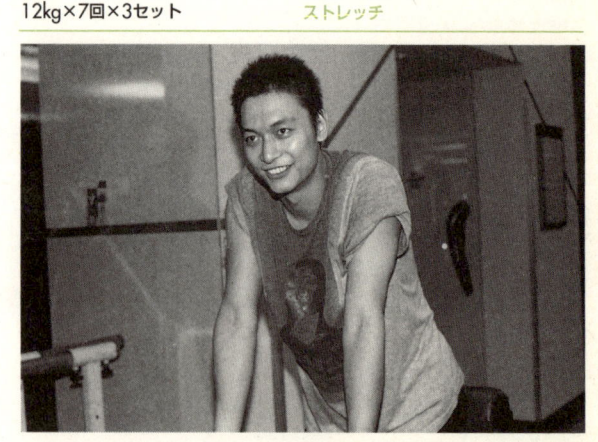

ランニングが少し辛かったようで、たしかに心拍数もかなり上がっています。でも高い心拍数でこれだけ走れるということは、ランニングでも限界まで追い込めるようになってきたということ。持久力がついて速く走れるようになれば、ゆっくり走るのはこれまで以上にカンタンに感じられるはずです。

**Q**
「食事中、エノキとか大根とか味噌汁の具も一つひとつ味わって食べていると、友達に"気持ち悪い"と言われます。たしかに少し前までガーッと一気に食べていたから。でもいまはゆっくり味わっているので、自然にそうなる。最初にご飯をひと口だけ食べて、そのあとおかずを食べて、最後に"まだこんなに食べられるんだ"と思いながらご飯を食べるのが幸せです」

**A**
少量をゆっくり食べると、食べ物の本当の味がわかるようになります。美味しいものを少しずつ。これがダイエット成功の秘訣。よく噛むとカロリー消費UP。

064

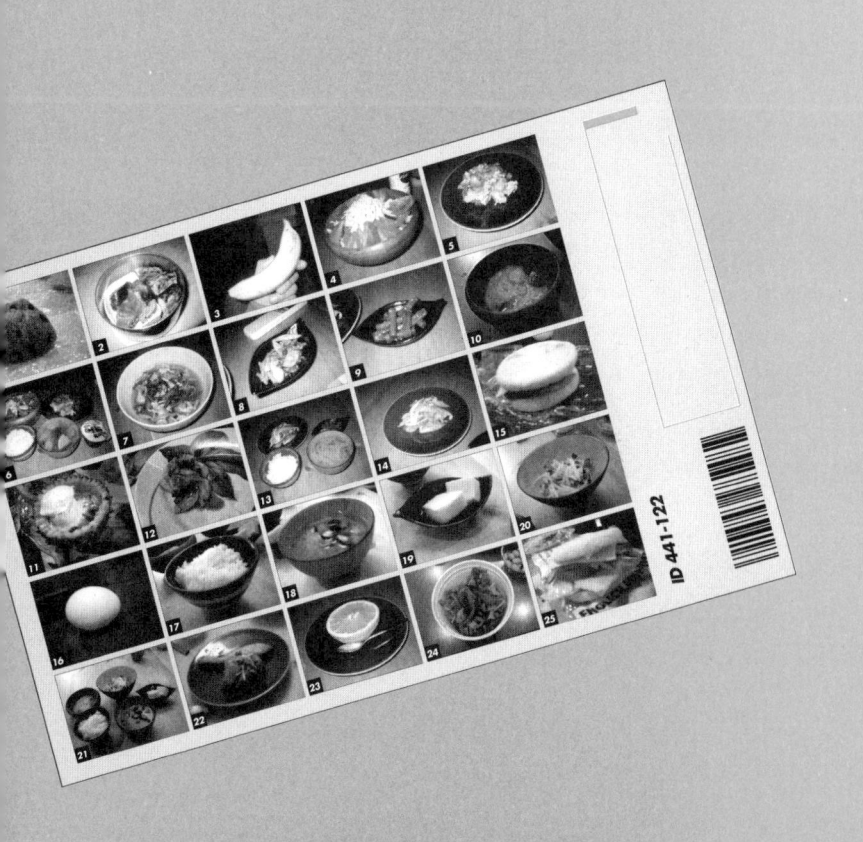

ダイエットを始めてから、食生活はがらりと変わった。

1日3回しっかりゴハンを食べるなんて、これまで26年間なかったこと。それがいいのか、食事の量をかなり減らしているのに、空腹感がまったくない。空腹感がないから、ドカ喰いせずに済んでいる。

昔は1食か2食。3食食べてないから、ダイエットになってるんじゃないかって誤解していた。最後は腹が減って耐えられなくなって、夜遅い時間に食べるという悪いパターン。寝る前に食べると脂肪になりやすいと教わって、いまは食べたら最低2時間は起きているようにしている。食べてなんとなく眠たくなって、リビングのソファでしばらくウトウトしたりすると、起きても食後の満腹感が抜けてない。やっぱり食べてすぐ寝ちゃダメなんだと実感してからは、ずっと守っているよ。

自分のなかで大きいと思うのは、食事日記を毎日書き続けていること。日記はいつもバッグに入れて持ち歩いていて、食事をするたびに、ちょっとしたことも、すべて記録している。デジカメで写真も一緒に撮っている。余計なモノを食べると書かなきゃいけないし、かといって自分にウソはつけない。間食に

### INTERVIEW-2
## 4週間でここまで変わった。

クッキー2枚って書くのもイヤだし、面倒くさい。それで食べすぎが自然に抑えられている。

食べたモノを全部書いているうちに、日記の余白がだんだん埋まっていくのを見ると、「あぁ今日は食べすぎたな」って反省できる。

食事日記は効果があるといろんな本に書いてあるけど、本当だね。

牛丼とかラーメンとか好きだから、たまには食べたくなる。でもまったく辛くない。なぜかというと、その気になれば、食べられないわけじゃないから。どうしてもラーメンが食べたくなったら、朝イチでラーメン屋に行って、麺とスープを少し残せばいい。昼と夜を軽めにすれば、これでカロリー的には完全にセーフ。

絶対食べられないモノがないというのがイイ。

『ビストロSMAP』で美味しくて食べすぎたとき、その分運動しようと思って、収録の帰りに5㎞ほど走ったこともある。ジョギング、人生ではじめてくらい。街中はホコリっぽくて、みんなが公園とかで走りたくなる気持ちがよくわかったよ。

それと、体重が一時的に増えても、前みたいに大騒ぎしないようになった。そのあと2日くらい抑えれば、リセットされたように元に戻るのがわかってきたから。

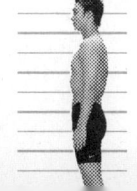

運動するのはとにかく楽しい!
自分のカラダのなかで、何かが確実に変わっていく気配が面白いんだ。

最高なのは、スポーツクラブでトレーニングがすべて終わって、バスルームでシャワーを浴びているとき。力を全部出し切った後だから、シャンプーのボトルも押せない。ようやくプッシュして手にシャンプーを取っても、腕が肩より高く上がらないから、しばらく髪も洗えないままで立ち尽くしている。携帯も重くて持てないほどだった。

この脱力感が爽快。これまでこれを知らなかった。スポーツクラブに入会したこともあるけど、辛いだけだと思っていたから、真面目に通う気になれなかった。

最初はもちろんきつかったよ。忘れもしないのは、1回目、スポーツクラブのランニングマシンで20分間走ったとき。

走りだしてすぐにしんどくなって、ああもうダメだ死ぬなと思った。ランニングマシンでバタッと倒れて、「大丈夫ですかッ‼」ってきっと大騒ぎになるんだろうなって。

2回目からはもうふつうに走れるようになった。いまはもっともっと走りたい。

筋トレは、ラストの1〜2回、ウェイトが挙がるか挙がらないかのときが、むちゃくちゃ

辛い。毎回泣きそう。

そんなとき、頭をよぎるのは番組のこと。バラエティの収録で来てて、誰かと競争でダンベルを何回挙げられるかという企画だったら、絶対先にギブアップしないだろうなって。なのに、自分自身のためのトレーニングでギブアップするのはおかしいだろうって。いつもカメラがそばでまわっていて、アマノッチとかが横にいる感じだった。

以前は、スポーツ選手のカラダを見ても、単純に「あ、カッコいいな」で終わりだったのに、いまは「ハンパじゃないなコイツら」って尊敬する。筋肉をそこまで作るのに、どのくらいハードに鍛えないといけないか、わかるから。

映画『X-メン』のウルヴァリン役、ヒュー・ジャックマンのカラダなんて、CGじゃないかっていうくらいスゴイ。ボディビルの人みたいにムキムキじゃなく、引き締まったちょうどいい筋肉をしている。ハリウッドスターだって同じ人間だから、彼らも辛いトレーニングに耐えているはず。そう思うと励みになる。

まわりに運動をすすめても、みんな「ダメ、時間ないよ」って。僕も前はそう思っていた。でもそれはただの言い訳。時間は誰にでも平等にあるよ。

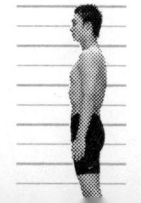

この4週間で、体力はずいぶんついたと思う。友達とフットサルをやると、終わってまわりはグラウンドにブッ倒れているのに、一人だけ平気だったりする。

「何でお前だけ元気なわけ？」ってみんな悔しがっている。同じ世代のヤツがへバっているのに、僕だけ息が上がらないのは、やっぱ走っているせいかな。

姿勢も変わった気がする。

さっき写真撮ってて、気がついた。ふつうに立ったときが前と全然違う。胸を張って、両肩を引くのがラク。猫背の人みたいに、背中を丸めてられないんだ。あと、意識して力を入れなくても、お腹がスーッと引っ込んでる。筋肉がだんだんついてきたから、正しい姿勢が自然にできるようになったみたい。

ヤセたねって言われるようになったけど、まだまだこれから。ここ1週間の体重の減り方が、ようやく予想を超えはじめたかな。

もともと「なんでそんなに減るの」っていうくらい、体重は落ちやすい。すぐ元に戻ってしまうのが問題だったのに、今回はそれがない。

今日（4週間目の終わり）測ったら78kg台になっていて、このところ久しく見てなかった数字。これからは、自分でもビックリするような領域に突入する予感がある。

ここまでカラダが変わったのは、食事と運動の相乗効果。どちらかだけではたぶんムリだね。食事をぐっと抑えたところに、運動のサポートがプラスされて、ダイエットをもうワンステップ上に引き上げてくれるイメージ。

体脂肪率も最近は15〜16％。これには驚いている。

スポーツ選手の体脂肪率がひと桁だというけれど、そのあたりが射程距離に入った。そこまで減らせるかもしれないって。少し前までは、体脂肪率ひと桁なんて、まるで別世界の出来事のように思えていたけど、きっと人はみんな同じなんだって。

体重と体脂肪率の変化には微妙な時差があって、観察していると面白い。体重が1、2kg減ったのに、体脂肪率は一瞬増えたりして、ちょっと憎いよね。

カラダ的には、もっと胸の筋肉をつけたいし、腹筋も割りたい。数字的には、体重73kg、体脂肪率12％までは、おそらく行けそう。体脂肪率がひと桁になったら、「お前、やったね」って、やっと自分を褒めたいな。

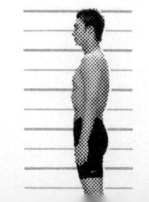

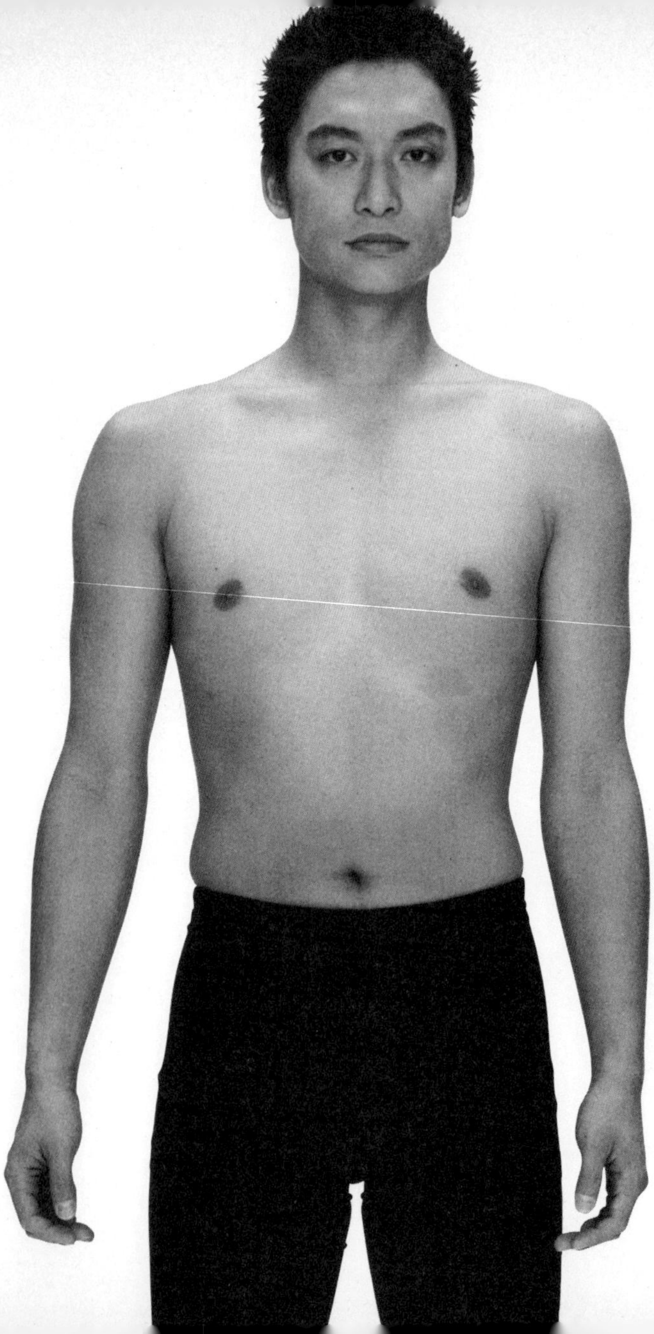

# 4th week
# 28th DAY

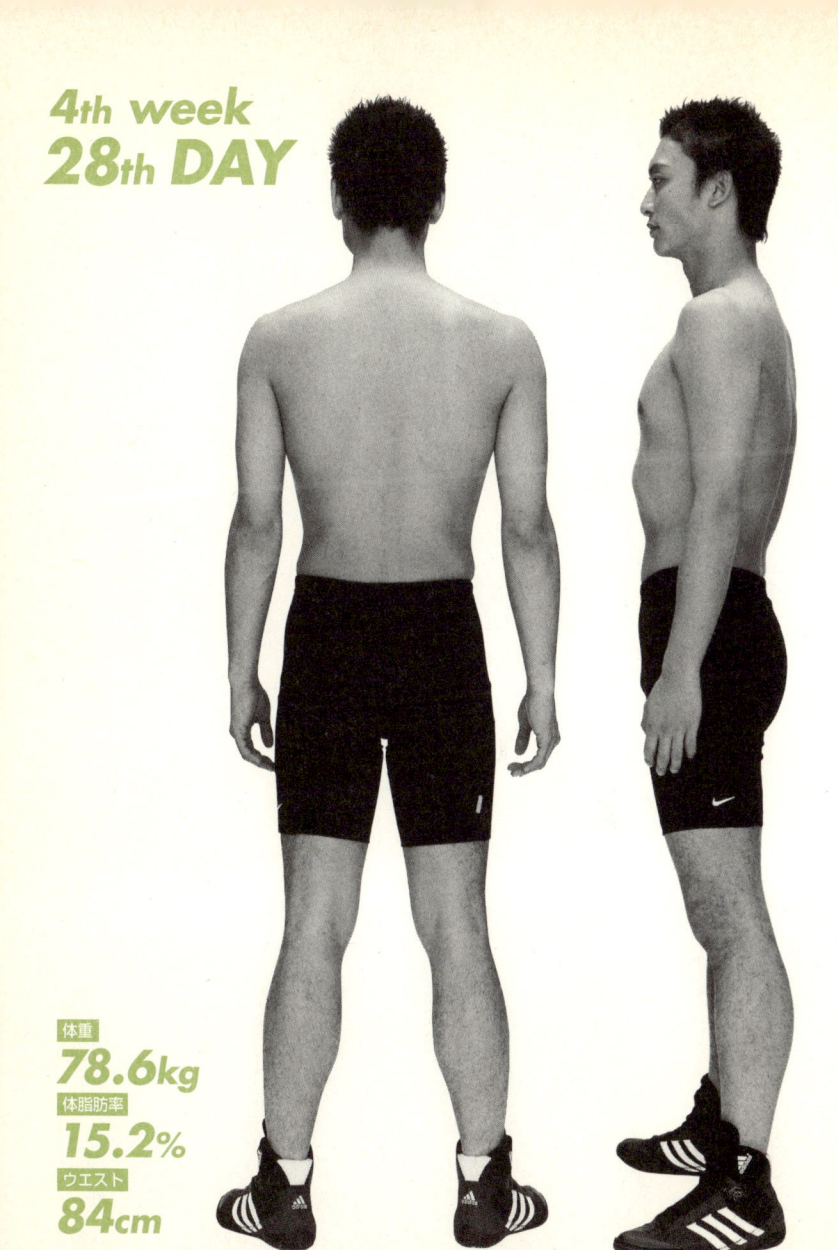

体重
**78.6kg**
体脂肪率
**15.2%**
ウエスト
**84cm**

**SHINGO**語録
**04**
筋肉は誰にでもある。
ただ脂肪とかが乗っていて、
見えないだけで。

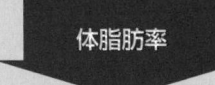

# 5th week
## 29th DAY–35th DAY
第5週

**79.5kg**
↓ 体重
**76.9kg**

**15.2%**
↓ 体脂肪率
**12.4%**

## 29th DAY
### 5th week

体調はどうですか？

ちょっとキンニク痛ですかね？

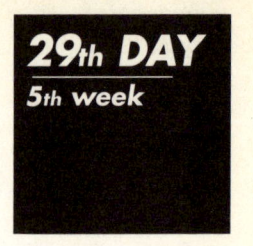

気分はどうですか？

野菜スープ1ℓは飲みすぎました。しかし美味しかったよ!!

### DATA
体重　**79.5kg**

摂取エネルギー　**1479kcal**

歩数　————歩

その日の行動
　笑っていいとも！
　コマーシャル撮影

その日の運動
　コマーシャルで走った。
　一瞬だけ。

### ADVICE
朝食はすべてのダイエッターのお手本にしたいような内容ですが、夕飯にご飯などの炭水化物が抜けています。野菜スープは多少飲みすぎても大丈夫。ゆで卵はランチでも食べていますから、肉か魚を入れてもよかったですね。

●今日は何を食べましたか？

| 食事 | 食品名／分量 |
|---|---|
| **BREAKFAST** 朝食 542kcal | ご飯茶碗軽く1杯<br>小松菜の胡麻和え<br>レバニラ炒め（レバー、ニラ、モヤシ）<br>もずく少々<br>味噌汁（大根、カイワレ、エノキ） |
| **LUNCH** 昼食 371kcal | バナナ1本<br>ヨーグルト<br>海藻サラダ（ワカメ、昆布、寒天、大根、レタス、ノンオイルドレッシング）<br>コンビネーションサラダ（鶏肉、ゆで卵、キャベツ、トウモロコシ、レタス、トマト、ニンジン、タマネギ、キュウリ、ノンオイルドレッシング） |
| **DINNER** 夕食 566kcal | ゆで卵1個<br>野菜スープ（トマト、モヤシ、エノキ、タマネギ、エリンギ、セロリ、椎茸、舞茸、チンゲン菜、大根、ニンジン）1ℓ<br>ビール350ml |
| **OTHER** その他 | ミネラルウォーター 1310ml |

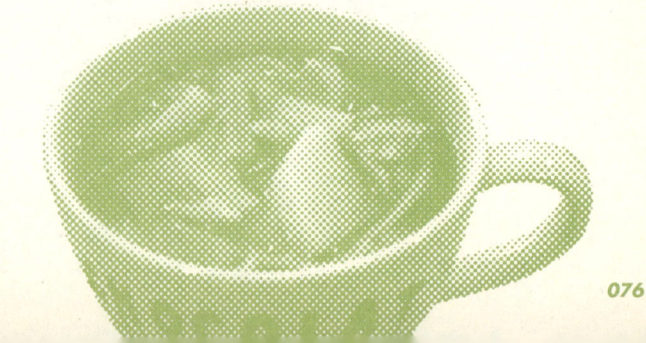

# 30th DAY/TRAINING

## LOG

### Aerobics エアロビクス

▶ トレッドミル
時速10〜12km×30分
(消費エネルギー 459kcal／走行距離 5.1km／トレーニング後心拍数 151拍/分)

### Strength Training 筋力トレーニング

胸・上腕・肩　ベンチプレス
60kg×3回×2セット、
40kg×20回×2セット
胸・上腕・肩　プッシュアップ
20回×3セット
上腕　ディップス
10回×2セット
肩・上腕　アップライトロウイング
15kg×10回×2セット
肩　サイドレイズ
3kg×10回×3セット
背中　ワンアームロウイング
12kg×10回×左右2セット
上腕　アームカール
10kg×10回×3セット
背中　バックアーチ
10回×3セット
腹部　アブトレーニング
アブドミナルボード50回、レッグレイズ10回×3セット、クランチ10回×3セット
脚・お尻　スクワット
20kg×10回×2セット
ストレッチ

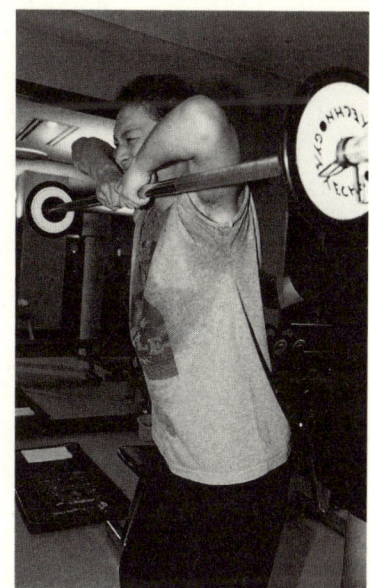

> エアロビクスとは脂肪燃焼を目的とした強度の低い運動。筋力トレーニングとは筋肉に適度な負荷をかけて鍛える運動です（個々のトレーニングの内容についてはP142〜155を参照してください）。

> ランニング中、脇腹に痛みがあるようですが、そんなときはウォーキングに切り替えて様子を見てください。痛みが消えたらまた走りだしましょう。脇腹の痛みは、血液循環が運動に追いつかずに、横隔膜などが酸素不足になって起こると考えられています。

**Q**　「昨夜、とにかくいろんな野菜を切り続けて、チキンブイヨンに入れて野菜スープを作りました。野菜だからいいと思って、ここ1か月で初めておかわりをしました。でも後で測ったら全部1リットルもあって、日記に書きづらかった」

**A**　食事日記は単なる記録ではありません。その日にどんなモノを食べたかが一目瞭然で、食べすぎた場合の反省材料になります。それに「日記に書きづらい」と思うと暴飲暴食にブレーキがかかります。ただ野菜は低カロリーで必要なビタミンやミネラルが摂れるので、体調を保つためにも積極的に食べてください。

## 30th DAY
### 5th week

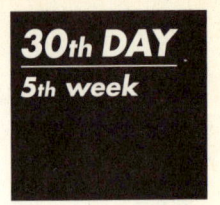

体調はどうですか？
盛りだくさんの運動ですがすがしいです。

気分はどうですか？
今日の僕、軽いです。

### DATA
| | |
|---|---|
| 体重 | **78.3kg** |
| 摂取エネルギー | **1290kcal** |
| 歩数 | ——歩 |
| その日の行動 | スポーツクラブ＆フットサル |
| その日の運動 | スポーツクラブ2h、フットサル2h |

**ADVICE**
1日2食になると、どうしても食べすぎてしまいます。夕飯では炭水化物とタンパク質を増やして。

### ●今日は何を食べましたか？

| 食事 | 食品名／分量 |
|---|---|
| **LUNCH**<br>昼食 883kcal | ご飯茶碗軽く1杯／真鯛の刺し身5切れ／納豆1パック／野菜スープ（トマト、モヤシ、エノキ、タマネギ、エリンギ、セロリ、椎茸、舞茸、チンゲン菜、大根、ニンジン）／煮物（がんもどき、コンニャク、大根） |
| **DINNER**<br>夕食 220kcal | ゆで卵1個／野菜スープ（トマト、モヤシ、エノキ、タマネギ、エリンギ、セロリ、椎茸、舞茸、チンゲン菜、大根、ニンジン）／グレープフルーツ1/2個 |
| **OTHER**<br>その他 187kcal | ミネラルウォーター 4500ml／プロテインドリンクコップ1杯 |

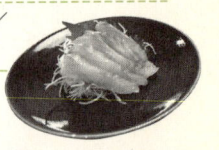

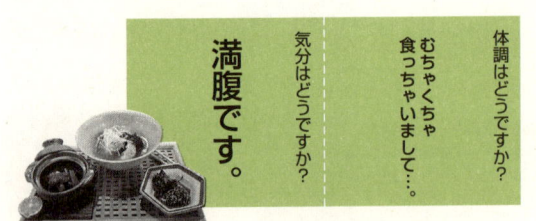

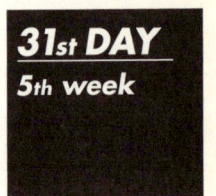

---

## 31st DAY
### 5th week

体調はどうですか？
むちゃくちゃ食っちゃいまして…。

気分はどうですか？
満腹です。

### DATA
| | |
|---|---|
| 体重 | **78.8kg** |
| 摂取エネルギー | ——kcal |
| 歩数 | ——歩 |
| その日の行動 | 一日中SMAP×SMAP |
| その日の運動 | なし。食べっぱなしでした。 |

**ADVICE**
ややカロリーオーバーですが、多様な料理を少量ずつ食べると栄養バランスは自然と良くなります。

### ●今日は何を食べましたか？

| 食事 | 食品名／分量 |
|---|---|
| **BREAKFAST**<br>朝食 610kcal | ご飯茶碗軽く1杯／鮭の塩焼き1切れ／大根とマグロの煮付け／野菜スープ（トマト、モヤシ、エノキ、タマネギ、エリンギ、セロリ、椎茸、舞茸、チンゲン菜、大根、ニンジン） |
| **SHOOTING**<br>ビストロSMAP | 牛スジ大根／コラーゲン茶漬け／エビのコラーゲンソース／鶏皮のエビ揚げ／海鮮あん＆フカヒレあん／味噌汁／厚焼き卵／モロコシ枝豆ご飯／鶏の唐揚げ石焼き風／イチゴとアイス＆ミルクレープイチゴづくし |
| **OTHER**<br>その他 140kcal | ミネラルウォーター 2500ml／ビール350ml |

## 32nd DAY
### 5th week

体調はどうですか？

問題ゼロ。

気分はどうですか？

本当はポップコーン、XLです。

### DATA

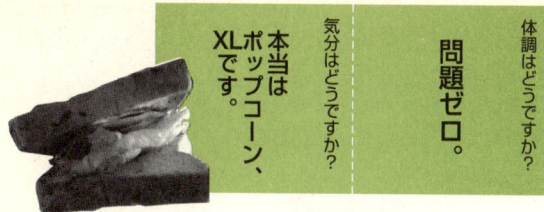

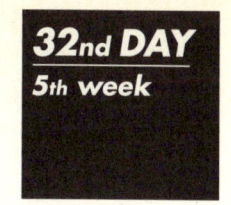

| | |
|---|---|
| 体重 | **77.8kg** |
| 摂取エネルギー | **1045kcal** |
| 歩数 | **4154歩** |
| その日の行動 | SMAP×SMAP＆映画鑑賞 |
| その日の運動 | 普通に生活しているとムチャクチャ運動してないってことに気づくこの頃……。 |

●今日は何を食べましたか？

| 食事 | 食品名／分量 |
|---|---|
| **BREAKFAST**<br>朝食 406kcal | ライ麦パンサンド（ライ麦パン2枚、トマト、レタス、ハム、チーズ）／野菜ジュース200ml／緑茶コップ2杯 |
| **LUNCH**<br>昼食 209kcal | ゆで卵1個／バナナ1本／野菜ジュース200ml |
| **DINNER**<br>夕食 430kcal | ポップコーンLサイズ／ウーロン茶600ml |
| **OTHER**<br>その他 | ミネラルウォーター1500ml |

## 33rd DAY
### 5th week

体調はどうですか？

イイ感じではないでしょうか。

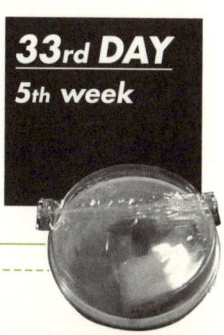

気分はどうですか？

やっぱり1日3食がいいですわ。

### DATA

| | |
|---|---|
| 体重 | **76.9kg** |
| 摂取エネルギー | **859kcal** |
| 歩数 | **7427歩** |
| その日の行動 | 雑誌取材＆スポーツクラブ |
| その日の運動 | スポーツクラブ2h |

### ADVICE
摂取エネルギーが少なすぎて、栄養素も偏っています。お気づきのように、やはり1日3食が鉄則です。

●今日は何を食べましたか？

| 食事 | 食品名／分量 |
|---|---|
| **BREAKFAST**<br>朝食 80kcal | バナナ1本 |
| **DINNER**<br>夕食 592kcal | 玄米おにぎり（梅）1個／おにぎり（タラコ）1個／アロエ入りヨーグルト／フルーツ盛り合わせ（グレープフルーツ、イチゴ、オレンジ、メロン） |
| **OTHER**<br>その他 187kcal | ミネラルウォーター3000ml／プロテインドリンクコップ1杯 |

# 33rd DAY/TRAINING

### LOG

**Aerobics** エアロビクス

トレッドミル
時速10〜13km×30分
(消費エネルギー 403kcal／走行距離 4.95km／
トレーニング後心拍数 151拍/分)

**Strength Training** 筋力トレーニング

胸・上腕・肩　ベンチプレス
60kg×10回
上腕　ディップス
10回×3セット
肩・上腕　アップライトロウイング
15kg×10回×3セット
肩　サイドレイズ
3kg×10回×3セット
肩　フロントレイズ
2kg×10回×2セット
背中　ワンアームロウイング
12kg×10回×左右各2セット

上腕　コンセントレーション
アームカール
7kg、5kg、3kg (オールアウトまで)
背中　バックアーチ
25回
腹部　アブトレーニング
アブドミナルボード50回、
レッグレイズ10回×3セット、
クランチ10回×3セット
ストレッチ

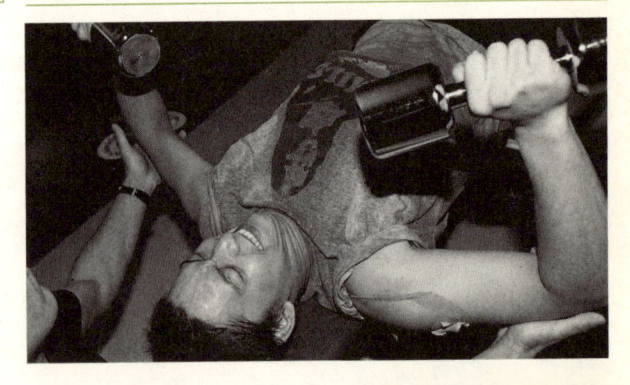

本日の肩（三角筋）のトレーニングは4種類。サイドレイズとアップライトロウイングで三角筋の中央部、フロントレイズで三角筋の前部を鍛えます。中央部をボリュームアップすると、肩幅が広くなって上半身のシルエットが整います。

**Q**　「トレーニング後、ロッカールームで体重計に乗ったら、76kg台だった。76kgという数字を久々見た感じでいう。もう80kg台の壁は完全に越えましたね。さっき鏡で見たら、肩の筋肉が3つに分かれていた。何かマンガみたい」

**A**　肩を覆っているのは、三角筋というまるで肩パッドのようなカタチの筋肉。大きく3つのパーツからできています。それが分かれて見えるということは、脂肪が落ちて筋肉がかなり発達し始めたということですね。筋肉の付き具合をつねにチェックしておくと、全身のバランス良く鍛えることができます。

080

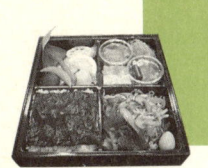

## 34th DAY
### 5th week

体調はどうですか？
なんかバツグンです。

気分はどうですか？
スペシャルグッド。

### DATA

| | |
|---|---|
| 体重 | **77.4kg** |
| 摂取エネルギー | **1575kcal** |
| 歩数 | ——歩 |
| その日の行動 | コマーシャル写真撮影＆スマステ |
| その日の運動 | ズバリなし |

**ADVICE**
朝と昼は野菜がたっぷり摂れています。デザートの代わりに、夜も野菜の副菜が欲しいところでした。

●今日は何を食べましたか？

| 食事 | 食品名／分量 |
|---|---|
| **BREAKFAST**<br>朝食 560kcal | ご飯茶碗軽く1杯／ロールキャベツ2個／目玉焼き／イクラ少々／野菜スープ（トマト、モヤシ、エノキ、セロリ、タマネギ、エリンギ、椎茸、舞茸、ニンジン、大根、チンゲン菜） |
| **LUNCH**<br>昼食 542kcal | お弁当（ご飯少なめ、銀ダラ、椎茸、鶏のささ身と野菜の炒め物、里芋、カマボコ、レンコン） |
| **DINNER**<br>夕食 473kcal | ライ麦パンサンド（ライ麦パン2枚、チーズ、トマト、レタス）／ババロア風デザート（低脂肪牛乳200ml） |
| **OTHER**<br>その他 | ミネラルウォーター 2930ml |

## 35th DAY
### 5th week

体調はどうですか？
食わなすぎかと気になり、ちょっとボリュームあるモノ食った方がイイのかなあと気になったり……。

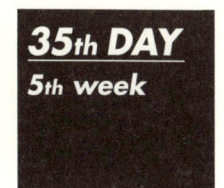

気分はどうですか？
がしがしマヒマヒ＆アボカド食ったら結構重かったようなウマかったけど夕飯食おうとしても食えなくて。

### DATA

| | |
|---|---|
| 体重 | **76.9kg** |
| 摂取エネルギー | **1249kcal** |
| 歩数 | ——歩 |
| その日の行動 | キャイ～ンライブ鑑賞＆スポーツクラブ＆レコーディング |
| その日の運動 | スポーツクラブ2h、レコーディング |

**ADVICE**
食事のボリュームを増やすなら、朝食から。アボカドは少量に。

●今日は何を食べましたか？

| 食事 | 食品名／分量 |
|---|---|
| **BREAKFAST**<br>朝食 233kcal | カットフルーツ（グレープフルーツ、イチゴ、オレンジ）／アロエ入りヨーグルト／ハチミツキャンディ2個 |
| **LUNCH**<br>昼食 689kcal | マヒマヒサンド（パン2枚、マヒマヒ、トマト、タマネギ、レタス）／アボカドサラダ |
| **OTHER**<br>その他 327kcal | ミネラルウォーター 2500ml／ビール350ml／プロテインドリンクコップ1杯 |

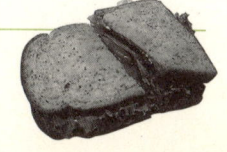

# 35th DAY/TRAINING

## LOG

### Aerobics エアロビクス

▶ トレッドミル
時速8km×20分（消費エネルギー 290kcal／走行距離 2.91km／トレーニング中心拍数 125拍/分）

### Strength Training 筋力トレーニング

胸・上腕・肩 ベンチプレス
50kg×7回、45kg×10回×3セット
肩・上腕 アップライトロウイング
15kg×10回×3セット
肩 サイドレイズ
3kg×10回、2kg×10回、1kg×10回
肩 フロントレイズ
2kg×10回、1kg×10回
背中 ワンアームロウイング
9kg×10回×左右2セット
背中 バックアーチ
25回
ストレッチ

### Circuit Training
サーキットトレーニング

縄跳び
30秒
シットアップ
20回
スクワット（自重）
15回
プッシュアップ（膝立て）
15回
以上を連続して4サイクル

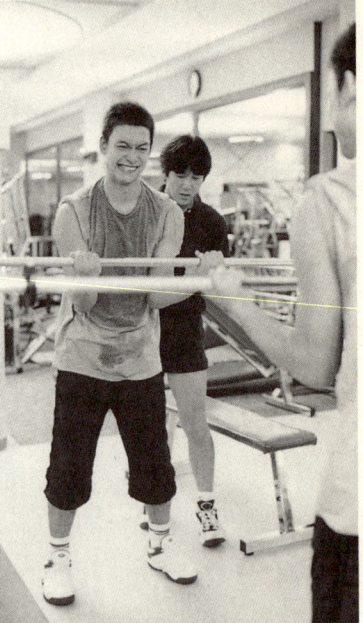

脇腹が痛いということで、途中で時速6.6km、傾斜1％のウォーキングにスイッチしました。脂肪を燃やすためには、ある程度の時間ずっとカラダを動かし続けるのがポイント。ウォーキングに切り替えるのでも、運動中の心拍数を落とさないことが大切です。

**Q**「ヤセた？と番組の共演者にも言われるようになりました。最近、肉を喰おうと思っています」

**A** 睡眠不足とのこと。筋肉を上手に大きくするには、睡眠をたっぷりとることも大事です。睡眠中には成長ホルモンが分泌されますが、このホルモンが筋肉の新陳代謝を促してくれるのです。「寝る子は育つ」は真実なんですね。
肉が食べたくなったのは、カラダが求めているから。肉には、筋肉の原料となる良質のタンパク質が豊富。焼いたり、茹でたりといった、クッキングオイルをなるべく使わない方法で食べてください。

082

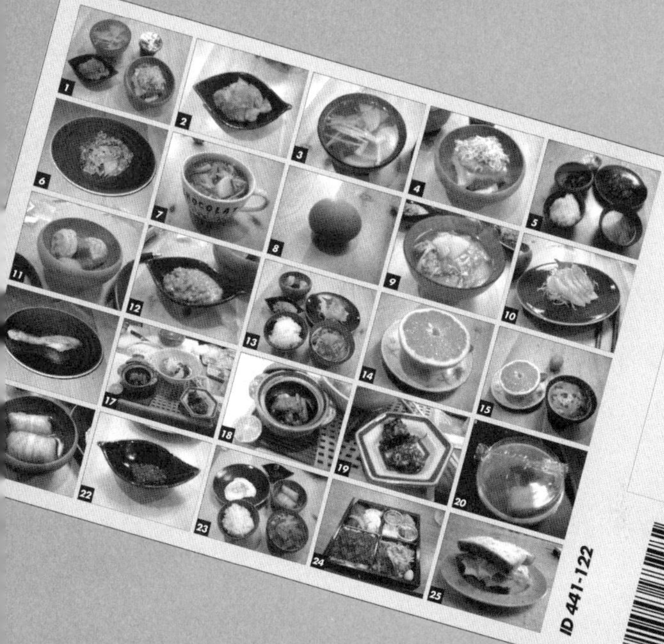

ID 441-122

**SHINGO**語録
**05**
最後までやり遂げられるかどうかは、
カラダを変えたいという
意志の強さで決まる。

# 6th week

**36th DAY - 42nd DAY**
第6週

**77.6kg**
↓ 体重
**76.4kg**

**12.4%**
↓ 体脂肪率
**12.0%**

## 36th DAY
### 6th week

体調はどうですか？
落ち着いてます。

気分はどうですか？
運動が足りなくてウズウズしてます。

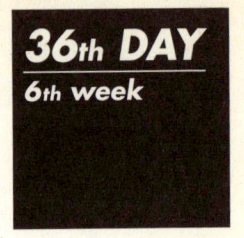

### DATA
体重　　　　　　**77.6kg**

摂取エネルギー　**1861kcal**

歩数　　　　　　──歩

その日の行動

　笑っていいとも！
　特番のロケーション

その日の運動

　まったくシュワ〜。

### ADVICE
とても良い内容だと思います。サラダはノンオイルドレッシングで食べると、カロリーが抑えられます。レモン汁でもいいですね。サンドイッチもライ麦パンだと、腹持ちが良くなります。もうすっかり上級者の食事です。

● 今日は何を食べましたか？

| 食事 | 食品名／分量 |
|---|---|
| **BREAKFAST**<br>朝食 461kcal | ご飯茶碗軽く1杯<br>胡麻豆腐（小）<br>水菜と大根とじゃこのサラダ（ノンオイルドレッシング）<br>麻婆茄子<br>味噌汁（セロリ、エリンギ、三つ葉） |
| **LUNCH**<br>昼食 460kcal | ライ麦パンサンド（ライ麦パン2枚、トマト、キュウリ、ハム、チーズ、レタス）<br>ゆで卵1個（塩なし） |
| **DINNER**<br>夕食 520kcal | シリアル（プレーン）少々＋低脂肪牛乳200ml<br>ロールキャベツ1個<br>水菜と大根とじゃこのサラダ（ノンオイルドレッシング） |
| **OTHER**<br>その他 420kcal | 卵サンド（番組撮影中）<br>ミネラルウォーター1500ml |

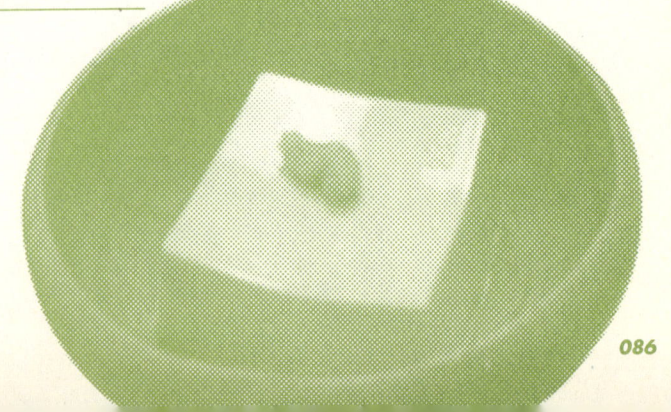

## 37th DAY/TRAINING

### LOG

**Aerobics** エアロビクス

> トレッドミル
> 時速8km×18分(傾斜1.5～2%)
> (消費エネルギー 198kcal／走行距離 2.2km
> ／トレーニング中心拍数 120拍/分)

エアロビクスとは脂肪燃焼を目的とした強度の低い運動です。筋力トレーニングとは筋肉に適度な負荷をかけて鍛える運動です(個々のトレーニングの内容についてはP142～155を参照してください)。

**Strength Training** 筋力トレーニング

胸・上腕・肩 ベンチプレス
50kg×10回、60kg×10回、
50kg×10回
胸 フライ
12.5kg×5回
胸・上腕・肩 ベンチプレス(マシン)
40kg×20回×2セット
肩・上腕 アップライトロウイング
15kg×10回、17.5kg×10回
上腕 ディップス
12回×3セット
上腕 アームカール
12.5kg×20回×3セット
肩 サイドレイズ
3kg×10回×2セット
肩 フロントレイズ
3kg×10回×2セット
背中 ワンアームロウイング
12kg×7回×左右1セット
背中 バックアーチ
20回×2セット
腹部 アブトレーニング
アブドミナルボード50回、
レッグレイズ10回×3セット
ストレッチ

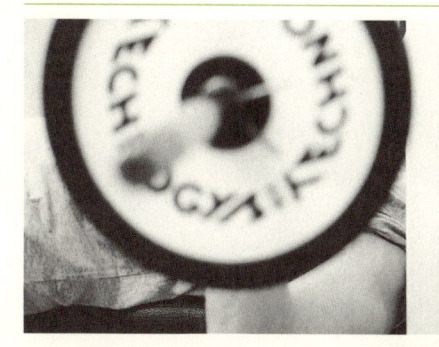

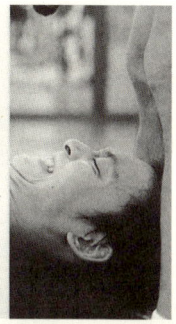

スピードを抑えて途中傾斜を少しずつアップさせました。緩やかな坂道を上がるようなものですから、脚とお尻の筋肉のトレーニングにもなります。

負荷が弱→強→弱と山型を描くので、この方法をピラミッド法と呼びます。休憩(インターバル)を短く取ると、筋肉に強い刺激を与えることができて有効です。

**Q**「トレーニング後の筋肉痛をだんだん感じなくなりました。あとここ数日、食事をきちんと摂るようにしています。体重が結構減ってきたし、体力をキープするにはそれなりに食べないとダメかと思って」

**A** この時期に筋肉痛を感じなくなってきたのは、トレーニングにカラダが適応してきたということです。カラダが運動仕様に変身したわけですが、当然それなりのエネルギーと栄養素(とくに筋肉の材料となるタンパク質)が必要。食事を増やすのは正しい選択です。筋肉の合成を助けるため、タンパク質は1日80g程度摂ってください。

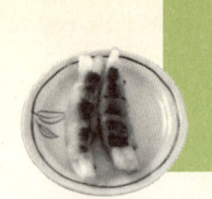

## 37th DAY
### 6th week

体調はどうですか？　問題なし。

気分はどうですか？　上々!!

### DATA
| | |
|---|---|
| 体重 | **77.5kg** |
| 摂取エネルギー | **1797kcal** |
| 歩数 | **8996歩** |
| その日の行動 | スポーツクラブ＆レコーディング |
| その日の運動 | スポーツクラブ2h |

**ADVICE**
問題は夕飯。おにぎりかシリアルで炭水化物を、サラダかスープで野菜を追加しましょう。

●今日は何を食べましたか？

| 食事 | 食品名／分量 |
|---|---|
| **BREAKFAST** 朝食 675kcal | ご飯茶碗軽く1杯／ブリの生姜焼き／水菜と大根のサラダ（ノンオイルドレッシング）／ポテトのベーコン巻き2本／麻婆茄子少々／味噌汁（セロリ、エリンギ、三つ葉） |
| **LUNCH** 昼食 645kcal | ライ麦パンサンド（ライ麦パン2枚、トマト、キュウリ、ハム、チーズ、レタス）／ゆで卵1個／アロエ入りヨーグルト／野菜ジュース200ml |
| **DINNER** 夕食 150kcal | グレープフルーツ1/2個／低脂肪牛乳200ml／コンニャクキューブ |
| **OTHER** その他 327kcal | ミネラルウォーター2000ml／ビール350ml／プロテインドリンクコップ1杯 |

## 38th DAY
### 6th week

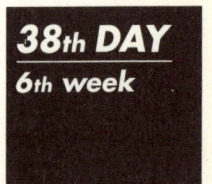

体調はどうですか？　カラダが元気で走りたくて。

気分はどうですか？　すっきり爽快!!

### DATA
| | |
|---|---|
| 体重 | **76.7kg** |
| 摂取エネルギー | **1378kcal** |
| 歩数 | **13911歩** |
| その日の行動 | SMAP×SMAP |
| その日の運動 | 30分5kmのラン |

**ADVICE**
30分5kmのランニングはおよそ300kcalを消費します。その分夜の炭水化物かタンパク質を増やして。

●今日は何を食べましたか？

| 食事 | 食品名／分量 |
|---|---|
| **BREAKFAST** 朝食 614kcal | タコスライス（ご飯茶碗軽く1杯、タコスミート、トマト、チーズ、ホットソース）／ポテトのベーコン巻き2本／味噌汁（大根、タマネギ、三つ葉） |
| **LUNCH** 昼食 487kcal | マフィンサンド（マフィン1個、トマト、キュウリ、ハム、チーズ、レタス）／ゆで卵1個／キャンディ3個 |
| **DINNER** 夕食 277kcal | シリアル（プレーン）少々＋低脂肪牛乳200ml／グレープフルーツ1/2個／野菜ジュース200ml |
| **OTHER** その他 | ミネラルウォーター2000ml |

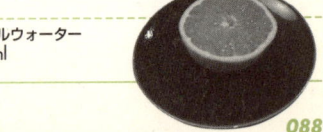

## 39th DAY
### 6th week

体調はどうですか？

ゴクねむ。

気分はどうですか？

今日は結構食べ物のことを考えました。

### DATA

| | |
|---|---|
| 体重 | **76.8kg** |
| 摂取エネルギー | **1158kcal** |
| 歩数 | **3802歩** |
| その日の行動 | スマスマ コントデー |
| その日の運動 | な――んにもなし |

**ADVICE**
朝は豚肉、昼は鶏肉、夜は豆腐とタンパク源はバラエティ豊かです。ランチにご飯などの主食を！

●今日は何を食べましたか？

食事　食品名／分量

**BREAKFAST**
朝食 564kcal
ご飯茶碗軽く1杯／中華風うま煮（厚揚げ、チンゲン菜、豚肉、蟹肉、オイスターソース）／ミョウガと竹輪とキュウリの酢の物／味噌汁（アサリ、タマネギ、三つ葉）

**LUNCH**
昼食 195kcal
煮物（鶏肉、竹の子、里芋、ニンジン、コンニャク）／春雨とチンゲン菜の炒め物／緑茶コップ1杯

**DINNER**
夕食 399kcal
シリアル（プレーン）少々＋低脂肪牛乳200ml／冷ややっこ／味噌汁（アサリ、タマネギ、三つ葉）／野菜ジュース200ml

**OTHER**
その他
ミネラルウォーター 1500ml

---

## 40th DAY
### 6th week

体調はどうですか？

**120%**

気分はどうですか？

本当にこれがイイんですよ！！

### DATA

| | |
|---|---|
| 体重 | **76.2kg** |
| 摂取エネルギー | **1236kcal** |
| 歩数 | **8739歩** |
| その日の行動 | レコーディング＆番組ロケ＆スポーツクラブ |
| その日の運動 | スポーツクラブ2h |

**ADVICE**
魚や肉も焼いて食べると低カロリーに仕上がります。夕飯。果物だけでは完全な栄養素不足です。

●今日は何を食べましたか？

食事　食品名／分量

**BREAKFAST**
朝食 549kcal
ご飯茶碗軽く1杯／鮭の塩焼き／野菜の薄切り牛肉巻き（牛肉、チーズ、インゲン、ニンジン）2本／味噌汁（タマネギ、水菜、シメジ、大根）

**LUNCH**
昼食 380kcal
ベーグルサンド（ベーグル1個、スモークサーモン、キュウリ、レタス）／ゆで卵1個

**DINNER**
夕食 120kcal
グレープフルーツ1個／野菜ジュース200ml

**OTHER**
その他 187kcal
ミネラルウォーター 1500ml／プロテインドリンクコップ1杯

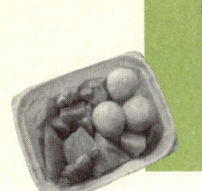

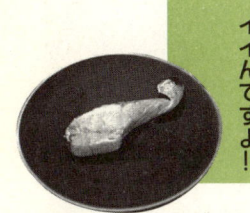

# 40th DAY/TRAINING

## LOG

### Aerobics エアロビクス

トレッドミル
時速8〜11km×10分
(消費エネルギー 100kcal／走行距離 1.36km／
トレーニング中心拍数 127拍/分)

クロストレーナー
15分

### Strength Training 筋力トレーニング

胸・上腕・肩　ベンチプレス
60kg×5回、50kg×7回×3セット
胸　フライ
12kg×7回＋5回×2セット
胸・上腕・肩　プッシュアップ
ノーマル5回×3セット、
膝立て10回×4セット
上腕　ディップス
10回×2セット
肩・上腕　アップライトロウイング
17.5kg×10回×3セット
上腕　アームカール
12.5kg×10回、10kg×20回
上腕　コンセントレーション
アームカール
3kg×20回×左右2セット
肩　サイドレイズ
3kg×10回×3セット
肩　フロントレイズ
2kg×10回×2セット
背中　バックアーチ
20回×2セット
腹部　アブトレーニング
アブドミナルボード50回、レッグレイズ
10回×3セット、クランチ20回×3セット
ストレッチ

---

本日は筋トレ中心のメニューのため、走る時間は短めです。血液循環を良くするために、筋トレ中心の日もウォームアップにジョギングなどのエアロビクスは欠かせません。

2度目の挑戦ですが、あまり上手にできないようですね。好きでない種目を無理に続ける必要はありません。以後はトレッドミルに絞りましょう。トレーニングは長所を伸ばすのが基本。

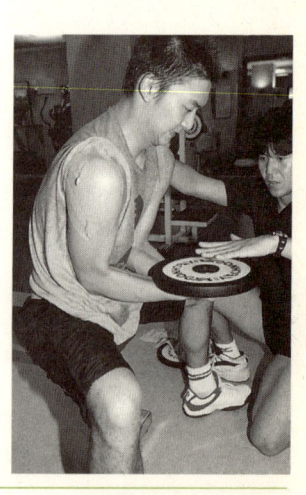

セット法で胸の筋肉を徹底的に追い込みました。トレーニングに飽きがこないように、「今日は胸を鍛えよう」というふうに自分なりのテーマを決めて臨むのも有効な方法です。

---

**Q**
「PV撮影のとき、ちょっとジャンプするシーンがあった。思いのほかジャンプ力というかバネが強くなっているようで、自分自身驚きました。今年はコンサートの動きも違うかも」

**A**
このところ、スポーツ選手並みの密度の濃いトレーニングをしていますから、運動能力は上がって当然です。これまでのTシャツに代わって、タンクトップでのトレーニングをお願いしました。筋トレでは、筋肉の動きを自覚して、意識をしっかり集中させることが大切です。腕、肩、胸、背中と露出部分が多いタンクトップの方が、上半身の筋肉の収縮がより自覚しやすくなります。

## 41st DAY
### 6th week

体調はどうですか?
イイんだけど、体重がどんどん減って、ちょっと心配。

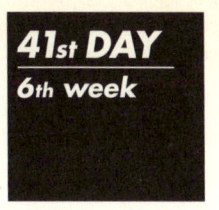

気分はどうですか?
食べなさすぎかなと思って、クルミチーズパンを食べてみた。

### DATA

| | |
|---|---|
| 体重 | **75.7kg** |
| 摂取エネルギー | **1522kcal** |
| 歩数 | **4886歩** |
| その日の行動 | レコーディング&番組ロケ&スマステ |
| その日の運動 | 思いきり歌っていると、ちょっと運動した気になります。超汗だくだし。 |

●今日は何を食べましたか?

| 食事 | 食品名/分量 |
|---|---|
| **BREAKFAST** 朝食 590kcal | ご飯茶碗軽く1杯/アジの開き/野菜炒め(チンゲン菜、エノキ、椎茸)/味噌汁(タマネギ、水菜、シメジ、大根) |
| **LUNCH** 昼食 380kcal | ベーグルサンド(ベーグル1個、キュウリ、スモークサーモン、レタス)/ゆで卵1個 |
| **DINNER** 夕食 472kcal | シリアル(プレーン)少々+低脂肪牛乳200ml/クルミチーズパン1個 |
| **OTHER** その他 80kcal | ミネラルウォーター2500ml/杏仁豆腐 |

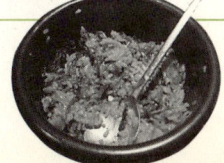

## 42nd DAY
### 6th week

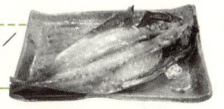

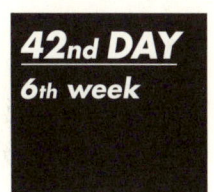

体調はどうですか?
スポーツ最高!!運動気持ちイイ!!

気分はどうですか?
120%喰いすぎです。久々に3食食べませんでした。でも気分は最高!!ウマかった〜。

### DATA

| | |
|---|---|
| 体重 | **76.4kg** |
| 摂取エネルギー | **1889kcal** |
| 歩数 | **13321歩** |
| その日の行動 | スポーツクラブ&フットサル |
| その日の運動 | スポーツクラブ2h、フットサル2h |

### ADVICE
夕飯は焼き肉屋さんで外食ですね。内容は85点。次回はニンニク焼きの代わりに野菜焼きをどうぞ。

●今日は何を食べましたか?

| 食事 | 食品名/分量 |
|---|---|
| **BREAKFAST** 朝食 652kcal | ご飯茶碗軽く1杯/豚肉生姜焼き3枚/しらす納豆少々/厚焼き卵(じゃこ、チーズ入り)2切れ/味噌汁(ジャガイモ、エノキ、長ネギ) |
| **LUNCH** 昼食 1050kcal | 焼き肉(ヒレ1切れ、カルビ1切れ)/ニンニク焼き5片/サンチュ2枚/石焼きユッケビビンバ/アサリニンニクスープ/ウーロン茶コップ1杯 |
| **OTHER** その他 187kcal | ミネラルウォーター3500ml/緑茶500ml/プロテインドリンクコップ1杯 |

# 42nd DAY/TRAINING

## LOG

### Aerobics エアロビクス

▶トレッドミル
時速6〜11km×12分
(消費エネルギー 113kcal／走行距離 1.42km)

### Strength Training 筋力トレーニング

胸・上腕・肩　ベンチプレス
55kg×5回、60kg×5回、
65kg×5回
胸　フライ
12kg×7回×3セット
胸・上腕・肩　プッシュアップ
張りが出るまでオールアウト
▶上腕　ディップス
張りが出るまでオールアウト
肩・上腕　アップライトロウイング
17.5kg×15回×2セット

上腕　アームカール
5kg&4kg×トータル60回
背中　バックアーチ
25回
腹部　アブトレーニング
アブドミナルボード50回、
レッグレイズ10回×3セット
ストレッチ

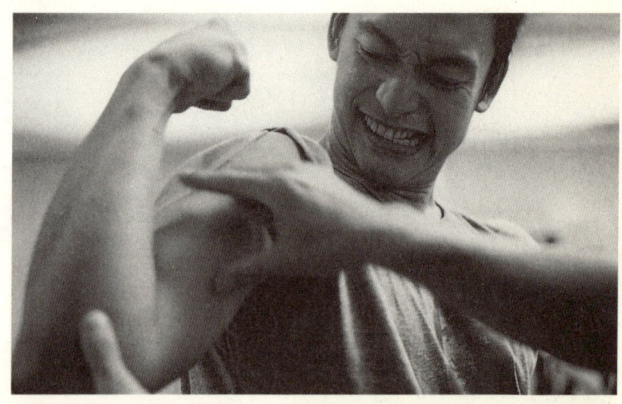

本日も筋トレ中心のメニューのため、走る時間は短めです。時速11kmでも、ラクに走れていますね。

モノ足りないなと思ったら、最後はプッシュアップやディップスのような自重トレーニングで筋肉が「もうダメ！」とクタクタになるまで追い込んでみてください。それが筋肉を大きくするための良きクスリとなります。

**Q**「食べ物の成分に興味が出てきた。コンビニに行ってカップ麺を見ても〝こんなにナトリウムが入ってんのかよ〟みたいな。あのサウナでのナトリウムカット以降、そんな感じです。ヤセてきて、スマステのスーツがブカブカ。もう2サイズも落ちていて、これ以上落とすと吾郎ちゃんと一緒になっちゃう」

**A** 量だけでなく、食べ物の中身にも気をつけて、食事をしっかり摂っているのに、体重が落ちているのは、筋肉がついて基礎代謝が上がったから。筋トレを続けているので、食べたものが筋肉に変わっていく。太りにくい体質に変身しつつある理想的な傾向です。

092

ID 441-122

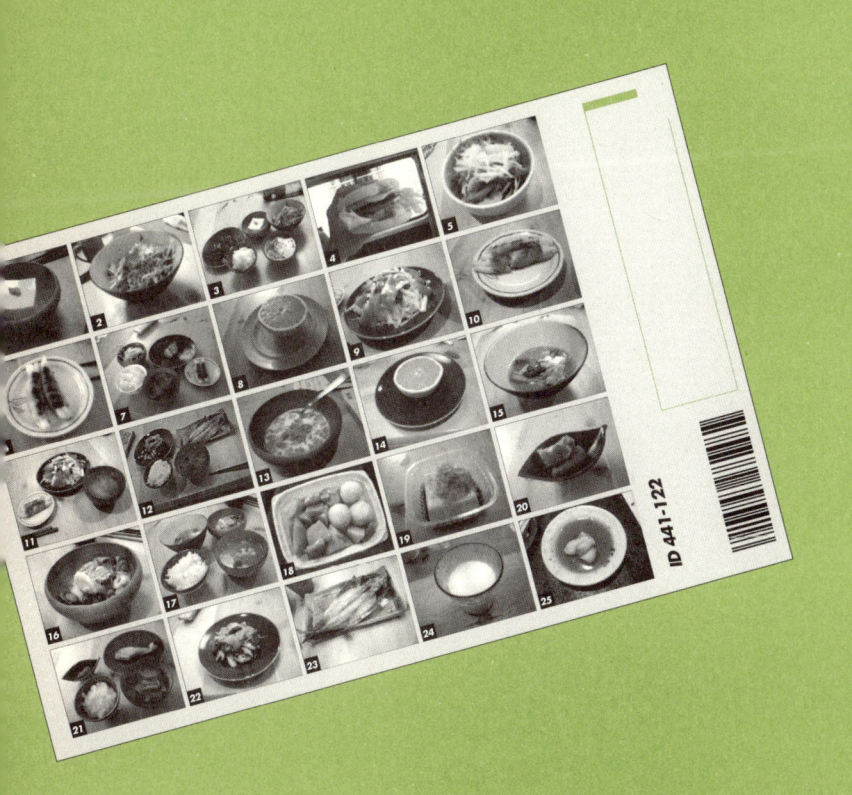

**SHINGO**語録
**06**
自分のなかには、
甘い言葉をささやく
悪魔がいっぱい棲んでいる。

# 7th week
## 43rd DAY – 49th DAY
第7週

**76.7kg**
↓ 体重
**75.3kg**

**12.0%**
↓ 体脂肪率
**11.5%**

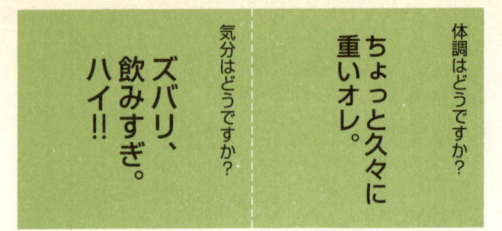

## 43rd DAY
### 7th week

体調はどうですか？
ちょっと久々に重いオレ。

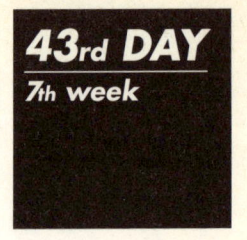

気分はどうですか？
ズバリ、飲みすぎ。ハイ!!

### DATA
体重　**76.7kg**

摂取エネルギー　——kcal

歩数　**3334歩**

その日の行動
　笑っていいとも！
　スマステロケ

その日の運動
　へべれけ

### ADVICE
夕飯が過食気味になるとあらかじめ予想して、朝と昼を意識的に抑えたのだと思います。目先の食事だけではなく、このように1日の食事をトータルに考えることも大事な視点です。

### ●今日は何を食べましたか？

| 食事 | 食品名／分量 |
|---|---|
| **BREAKFAST** 朝食 356kcal | マフィンサンド（マフィン1個、トマト、キュウリ、チーズ） |
| **LUNCH** 昼食 223kcal | バナナ1本 ヨーグルト |
| **SHOOTING** SmaSTATION-2 ロケ | スマステロケでパーティ潜入。食べたもの測定不能。飲んだもの（シャンパン、白ワイン、赤ワイン、ビールetcで全部でグラス約15杯） |
| **OTHER** その他 | ミネラルウォーター 3000ml |

## 44th DAY/TRAINING

### LOG

**Aerobics** エアロビクス

▶トレッドミル
時速6.5～8.5km×90分
(消費エネルギー 972kcal／
走行距離 12.1km)

> エアロビクスとは脂肪燃焼を目的とした強度の低い運動。筋力トレーニングとは筋肉に適度な負荷をかけて鍛える運動です（個々のトレーニングの内容についてはP142～155を参照してください）。

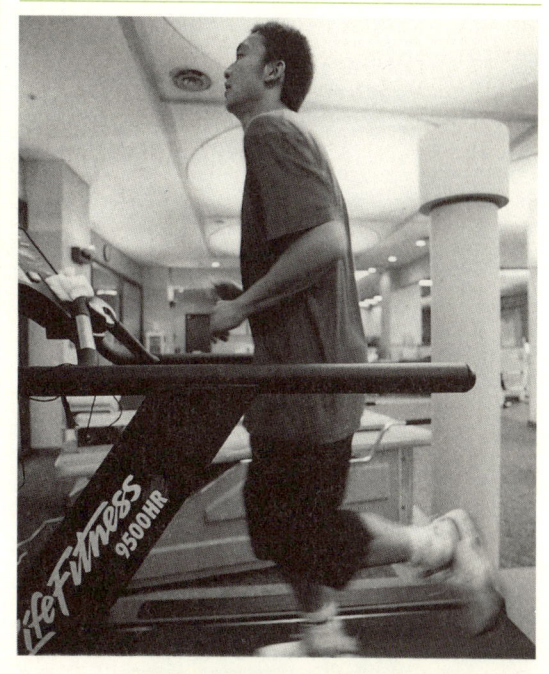

カラダがトレーニングに慣れすぎないように、定期的にメニューを変更することも大切。本日は長いランニングだけのメニューにトライしました。テーマはスピードよりも時間。長時間走り続けることが目的なので、ゆっくりリズム良く走ることを心がけてください。脇腹に痛みが出たら、ウォーキングに切り替えて様子を見ましょう。痛みが消えたらまたランニングを再開し、それでも痛みが消えないならストップすること。ただし膝や腰に痛みが出たらトレーニングは即中止。大量に発汗しますので、ランニング中は10分おきくらいに水分補給をしてください。45分を過ぎたあたりから運動エネルギーが不足してきますから、スポーツドリンクで筋肉のエネルギー源となる糖質を補いながら。

**Q**「オレってホントはスポーツ選手になれたのかも、とよく考えます。いまは仕事の合間にトレーニングだけ集中してやっていたら、だからサッカーでもイケたかもしれない。サッカー選手もいいと思うし、マラソン選手でも大丈夫じゃないかって。走るのが嫌いだったのに、いまは"もっと走りたい"。不満を感じるくらいだから。今日もまだまだ走れる感じです」

**A** 本日は90分走に初めてチャレンジしましたが、難なくクリアしました。体格にも恵まれていますし、筋力も心肺機能も潜在的な運動能力は極めて高いと思います。おっしゃる通り、アスリートとしても成功を収めたかもしれません。とくにトレーニング時に発揮する集中力は、運動選手と比べてもトップレベルです。

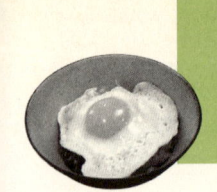

## 44th DAY
### 7th week

体調はどうですか？
外食でピザ屋さん、ウマイ。

気分はどうですか？
ここ何日か食べすぎかな。自分にそろそろカツを入れます。

### DATA

体重　　　　　　**76.1kg**

摂取エネルギー　**2013kcal**

歩数　　　　　　**18726歩**

| その日の行動 | スポーツクラブ&イベント |
|---|---|
| その日の運動 | スポーツクラブでランニング90分 |

### ADVICE
夕飯はピザ屋さん。パスタを食べるならピザはどちらか1種類に。お昼はもっと増やしてください。

### ●今日は何を食べましたか？

| 食事 | 食品名／分量 |
|---|---|
| **BREAKFAST** 朝食 429kcal | 4種類のナムルと目玉焼きのせご飯茶碗軽く1杯／グリーンサラダ（ノンオイルドレッシング）／味噌汁 |
| **LUNCH** 昼食 172kcal | バナナ1本／イタリアンサラダ（ロメインレタス、レタス、ルッコラ、トマト、タマネギ、ブロッコリー、カリフラワー、ノンオイルドレッシング） |
| **DINNER** 夕食 1170kcal | ヘルシーピザ（トマト、ホウレンソウ、キノコ）2切れ／ナスとトマトのパスタ半人前／メキシカンピザ（トマト、レタス、キュウリ、挽き肉）4切れ／野菜のマリネ／野菜スープ（タマネギ、ナス、ズッキーニ、シメジ、トマト、セロリ他） |
| **OTHER** その他 242kcal | ミネラルウォーター 1710ml／スポーツドリンク500ml／プロテインドリンクコップ1杯 |

---

## 45th DAY
### 7th week

体調はどうですか？
食べすぎてスッキリしない。

気分はどうですか？
最近、食べすぎてない日の方がスッキリです、確実に。

### DATA

体重　　　　　　**76.3kg**

摂取エネルギー　**――kcal**

歩数　　　　　　**5189歩**

| その日の行動 | SMAP×SMAP |
|---|---|
| その日の運動 | しょうと思って一日過ぎて、ゼロです。 |

### ADVICE
「食べすぎていない日の方がスッキリ」すると感じるのは、正しい食生活が身についたからです。

### ●今日は何を食べましたか？

| 食事 | 食品名／分量 |
|---|---|
| **BREAKFAST** 朝食 80kcal | バナナ1本 |
| **SHOOTING** ビストロSMAP | 本マグロ・桜肉・牛肉のタルタル／オレンジとマンゴーのカルツォーネ 人参とオレンジのアイス／3色ピザ／緑のパスタ&冷や汁／ドライカレー／なめらかプリン／ココナッツシャーベット／冷たいムースにあったかソース／インド風カレーステーキ添え／ナン／パッションフルーツとヨーグルトアイス／タルトオーショコラ |
| **OTHER** その他 | ミネラルウォーター 1500ml |

## 46th DAY
### 7th week

体調はどうですか？

よし！
よし！
よし！！

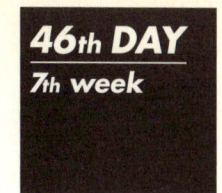

気分はどうですか？

仕事で昼食が遅くなったので、夕食がちゃんと摂れなかった。

### DATA

| | |
|---|---|
| 体重 | **74.4kg** |
| 摂取エネルギー | **1328kcal** |
| 歩数 | **4276歩** |
| その日の行動 | SMAP×SMAP |
| その日の運動 | 1時間自主トレ 筋トレだけ |

**ADVICE**
仕事で夕飯が食べられなかったのは仕方ありません。次回は低脂肪の牛乳かヨーグルトだけでも。

●今日は何を食べましたか？

| 食事 | 食品名／分量 |
|---|---|
| **BREAKFAST** 朝食 920kcal | ご飯茶碗軽く1杯／焼き肉（カルビ）7枚／インゲンの胡麻和え／味噌汁（タマネギ、ジャガイモ、エノキ） |
| **LUNCH** 昼食 408kcal | クラッカー（小）1袋／バナナ1本／ヨーグルト |
| **OTHER** その他 | ミネラルウォーター 2000ml |

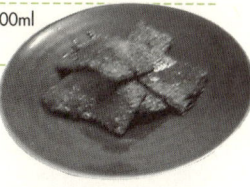

## 47th DAY
### 7th week

体調はどうですか？

運動したくてウズウズしてます。

気分はどうですか？

ん〜、別にグーです。

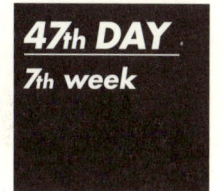

### DATA

| | |
|---|---|
| 体重 | **75.9kg** |
| 摂取エネルギー | **——kcal** |
| 歩数 | **7545歩** |
| その日の行動 | 特上！天声慎吾ロケ |
| その日の運動 | ロケで一瞬相撲しました。一瞬すぎて運動にはなってません。 |

●今日は何を食べましたか？

| 食事 | 食品名／分量 |
|---|---|
| **BREAKFAST** 朝食 480kcal | シリアル（プレーン）少々＋低脂肪牛乳200ml／クラッカー（小）1袋 |
| **SHOOTING** 特上！天声慎吾ロケ | 牛肉／豚肉（ご飯などとグリーンリーフで巻いてタレをつけて食べた）／鶏肉／刺し身の舟盛り／カツオのたたき／アワビ・伊勢エビ・サザエの磯焼き／ビール700ml＋中ジョッキ×2／日本酒少々<br>＊以上、番組中に食べたので分量がわかりません。わかるのは思いっきり食べたということです。 |
| **OTHER** その他 | ミネラルウォーター 2500ml |

099

## 48th DAY
### 7th week

体調はどうですか？
ちょっとお疲れです。

気分はどうですか？
運動しすぎたカナ？微妙。

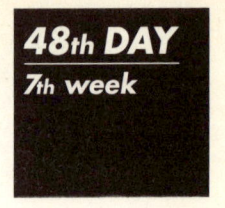

### DATA
| | |
|---|---|
| 体重 | **75.3kg** |
| 摂取エネルギー | **1499kcal** |
| 歩数 | **18499歩** |
| その日の行動 | スポーツクラブ&コンリハ（コンサートリハーサル） |
| その日の運動 | スポーツクラブ2h、コンリハ（ダンス）7h |

**ADVICE**
朝サラダ、昼お肉、夜おにぎりを追加してください。夕飯でタンパク質を多くしたのは賢いチョイス。

●今日は何を食べましたか？

| 食事 | 食品名／分量 |
|---|---|
| **BREAKFAST** 朝食 334kcal | イチゴヨーグルト／クラッカー（小）1袋 |
| **LUNCH** 昼食 506kcal | ホウレンソウの胡麻和え／3色麺（そば、うどん、茶そば）／野菜ジュース200ml |
| **DINNER** 夕食 352kcal | 納豆2パック／味付けゆで卵1個／野菜ジュース200ml |
| **OTHER** その他 307kcal | ミネラルウォーター2500ml／グレープフルーツ1個＋キュウリ2本（間食で。味噌をつけて）／プロテインドリンクコップ1杯 |

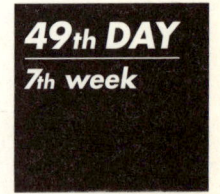

---

## 49th DAY
### 7th week

体調はどうですか？
コンリハって凄いですね。22683歩。足がだいぶガタガタです。

気分はどうですか？
でもいっぱい動けて最高です。

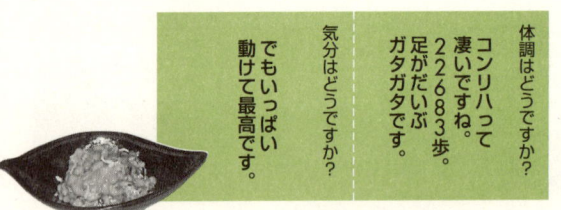

### DATA
| | |
|---|---|
| 体重 | **75.3kg** |
| 摂取エネルギー | **1397kcal** |
| 歩数 | **22683歩** |
| その日の行動 | ナレーション録り&コンリハ&フットサル |
| その日の運動 | コンリハ7h、フットサル1h |

**ADVICE**
朝食と昼食は文句なし。夕飯はイチゴだけ？ ビタミンCは豊富ですが、炭水化物とタンパク質は？

●今日は何を食べましたか？

| 食事 | 食品名／分量 |
|---|---|
| **BREAKFAST** 朝食 488kcal | 鶏ささ身とナメコの雑炊／高野豆腐の煮物／納豆と野沢菜和え少々／しらすおろし少々／味噌汁（ナメコ、タマネギ、椎茸） |
| **LUNCH** 昼食 670kcal | おにぎり（野沢菜とじゃこ）1個／インゲンの胡麻和え／厚焼き卵（チーズ入り）2切れ／ブロッコリーとナスと椎茸のオイスターソース炒め |
| **DINNER** 夕食 239kcal | イチゴ1パック／ビール350ml |
| **OTHER** その他 | ミネラルウォーター3500ml |

## 48th DAY/TRAINING

### LOG

#### Aerobics エアロビクス

トレッドミル
時速8〜11km×10分
(消費エネルギー 120kcal／走行距離 1.52km／
トレーニング後心拍数 154拍/分)

#### Strength Training 筋力トレーニング

胸・上腕・肩　ベンチプレス
67.5kg (max)、
60kg×5回×2セット
胸　フライ
12kg×7回×3セット
胸・上腕・肩　プッシュアップ
20回×3セット
上腕　ディップス
10回×3セット
肩・上腕　アップライトロウイング
17.5kg×15回×2セット
上腕　アームカール
12kg×10回×2セット

肩　サイドレイズ
3kg×10回×3セット
肩　フロントレイズ
2kg×10回×3セット
背中　バックアーチ
25回
腹部　アブトレーニング
アブドミナルボード50回、レッグレイズ10回×3セット、クランチ20回×3セット
脚・お尻　スクワット
10kg×15回
ストレッチ

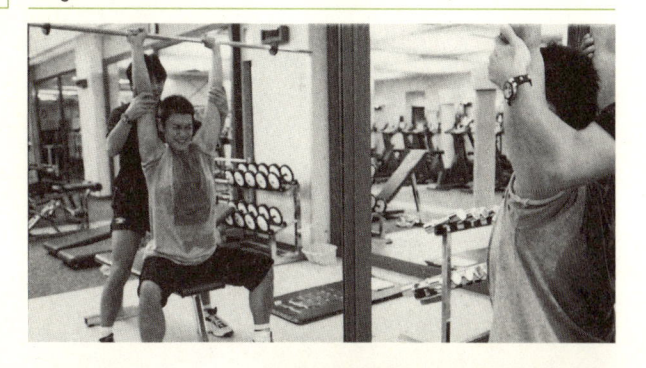

ベンチプレスはｍａｘ（自己記録）を更新しました。自分のカラダを自分で支える意味で、体重の90％レベルのウェイトを持ち上げることを目標にしてきましたが、ずいぶん近づいてきました。記録の変化をメモしておくと、上達ぶりがわかってトレーニングの励みになります。

**Q** 「昔、ウマイウマイってパクパク食べていたのは、本当に美味しかったんだろうか。近頃そんなことをふと考えます。いま楽屋で食べるライ麦パンサンドは本当にウマイと感じる。友達と外食しても、カロリーと栄養バランスを考えながら選んで食べる方が、何も考えずに適当に注文して食べていた頃よりも、ずっとオイシイんですよね」

**A** カラダが本当に欲するものは、本来美味しいと感じるはず。ダイエットをするとカラダのなかの隠れた野性的な感覚が呼び覚まされて、必要な栄養を含んでいるモノを美味しいと思えるようになるものです。

**SHINGO語録**
***07***
汗をたくさんかくと、
カラダのなかのいらないモノまで
一緒に出ていく。

# 8th week
## 50th DAY-56th DAY
第8週

**74.9kg**
▼ 体重
**73.1kg**

**11.5%**
▼ 体脂肪率
**10.3%**

## 50th DAY
### 8th week

体調はどうですか?

昨日に引き続き、足の疲れ取れず。

気分はどうですか?

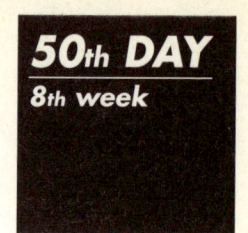

踊り続けています、毎日!!

### DATA

体重 **74.9kg**

摂取エネルギー **1571kcal**

歩数 **13090歩**

その日の行動

　笑っていいとも!&コンリハ

その日の運動

　コンリハ 6h

### ADVICE

減量中は栄養素の偏りを避けるために多様な食品を食べるべき。シリアル+牛乳は朝だけにして、夜の献立はご飯でも合うはず。疲労が抜けないときはビタミン(とくにB群)やミネラル(とくに鉄分とカリウム)などをサプリメントで。

### ●今日は何を食べましたか?

| 食事 | 食品名/分量 |
|---|---|
| **BREAKFAST** 朝食 620kcal | シリアル(雑穀)少々+低脂肪牛乳200ml<br>厚焼き卵(チーズ入り)3切れ<br>野菜炒め(ナス、タマネギ、椎茸)<br>野菜ジュース200ml |
| **LUNCH** 昼食 375kcal | ローストビーフサンド<br>野菜ジュース200ml |
| **DINNER** 夕食 576kcal | シリアル(雑穀)少々+低脂肪牛乳200ml<br>棒々鶏風中華春雨(蒸し鶏、キュウリ、ニンジン、キクラゲ、春雨、ドレッシング)<br>コーンサラダ(トウモロコシ、レタス、ミニトマト、キャベツ、ニンジン、ノンオイルドレッシング)<br>味付けゆで卵1個 |
| **OTHER** その他 | ミネラルウォーター 2500ml |

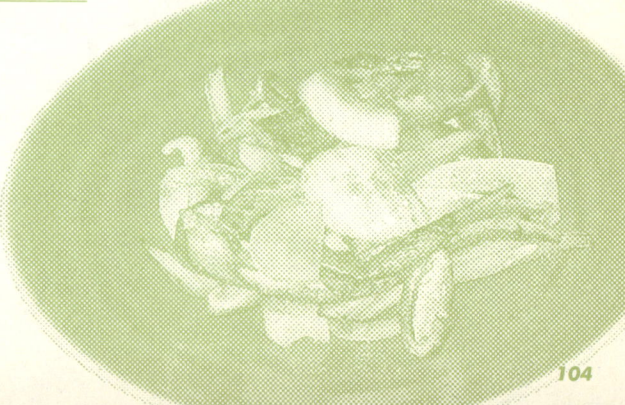

# 51st DAY/TRAINING

## LOG

### Aerobics エアロビクス
トレッドミル
時速8〜11km×10分
(消費エネルギー 130kcal /走行距離 1.46km)

> エアロビクスとは脂肪燃焼を目的とした強度の低い運動。筋力トレーニングとは筋肉に適度な負荷をかけて鍛える運動です(個々のトレーニングの内容についてはP142〜155を参照してください)。

### Strength Training 筋力トレーニング
胸・上腕・肩　ベンチプレス
60kg×3回、55kg×4回、50kg×5回、45kg×10回、40kg×15回
胸　フライ
12kg×10回×2セット
肩・上腕　アップライトロウイング
20kg×10回×3セット
上腕　アームカール
12kg×14回×2セット+10回
肩　サイドレイズ
3kg×10回×3セット
肩　フロントレイズ
3kg×10回×3セット
背中　バックアーチ
20回×2セット
腹部　アブトレーニング
アブドミナルボード50回、レッグレイズ10回×3セット、クランチ20回×3セット
脚・お尻　スクワット
10kg×20回
ストレッチ

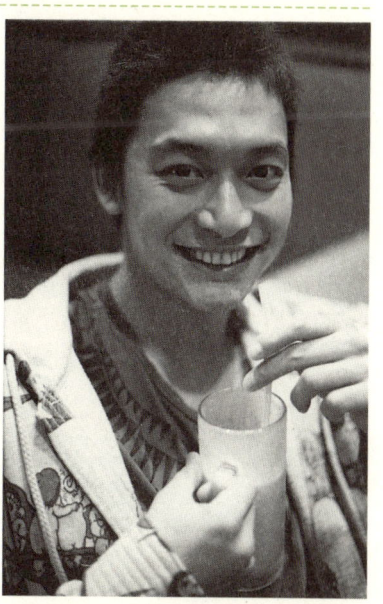

> 2か月間徐々に負荷を上げて、ここまでのトレーニングがこなせるようになりました。肉体的にも精神的にもタフでないと、本日のように10種目以上のエクササイズを休みなく続けることはできません。

**Q**「コンサートのリハーサルがハンパじゃない。先日も歩数計が2万歩になった。5分休憩するとまたすぐ全力で踊らなきゃいけないから、結局ずっと全力出しっぱなしで、結構しんどいです。体重計で74kgを見てももう驚かないですね。あと、この間キュウリ食べようと思って、味噌つけて食べていたら、味噌ってすごいしょっぱいって気がつきました」

**A** スタミナ(持久力)がついてきたのと、長時間にわたるリハーサルも全力でこなせるようになったのだと思います。リハーサル自体がエアロビクスになっていますから、トレーニングのランニングは短めでも大丈夫ですね。味噌の塩分に気がついたのはさすがです。人が1日に必要なナトリウムは約0.6g(食塩相当量約1.5g)。発汗しない場合)。それに対して日本人は1日12gの塩分を摂っています。塩分を過剰摂取すると高血圧が心配です。

## 51st DAY
### 8th week

体調はどうですか?
カラダがかなりお疲れ気味。

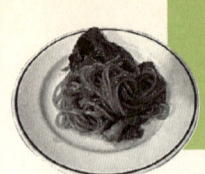

気分はどうですか?
食べた〜、また食べた〜。明日から気をつけるぞー。

### DATA
| | |
|---|---|
| 体重 | **75.7kg** |
| 摂取エネルギー | **4079kcal** |
| 歩数 | **14722歩** |
| その日の行動 | スポーツクラブ&コンリハ |
| その日の運動 | スポーツクラブ2h、コンリハ5h |

**ADVICE**
かなりのカロリーオーバー。夕飯、パスタ2皿にリゾットはさすがに炭水化物が多すぎ。野菜料理を。

●今日は何を食べましたか?

| 食事 | 食品名/分量 |
|---|---|
| **BREAKFAST** 朝食 760kcal | ご飯茶碗軽く1杯/豚キムチ炒め/高野豆腐/タコの刺し身/味噌汁(タマネギ、ナス、椎茸、ナメコ) |
| **LUNCH** 昼食 518kcal | 手作りサンドイッチ(パン3枚、ブロッコリー、グリーンリーフ、チーズ、ハム、トマト、キュウリ)/ヨーグルト |
| **DINNER** 夕食 2614kcal | ソーセージ盛り合わせ/ジャガイモの冷製スープ/ローストビーフのマリネ/野菜サラダ/トマトソースのパスタ/渡り蟹のスパゲティ/雛鶏のディアボラ風/真鯛と揚げリゾットのお茶漬け風/バナナプリン/赤ワイングラス3杯/キャラメルマキアート(小)カップ1杯 |
| **OTHER** その他 187kcal | ミネラルウォーター 2000ml/プロテインドリンクコップ1杯 |

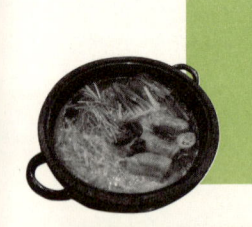

## 52nd DAY
### 8th week

体調はどうですか?
どちらかといえばいいかも。

気分はどうですか?
ボーッとしてます。

### DATA
| | |
|---|---|
| 体重 | **75.6kg** |
| 摂取エネルギー | **——kcal** |
| 歩数 | **7530歩** |
| その日の行動 | SMAP×SMAP |
| その日の運動 | なし |

●今日は何を食べましたか?

| 食事 | 食品名/分量 |
|---|---|
| **BREAKFAST** 朝食 255kcal | バナナ1本/ヨーグルト/ゆで卵1個 |
| **SHOOTING** ビストロSMAP | コラーゲン鍋/ダッカルビ雑炊/冷やしうどん |
| **OTHER** その他 160kcal | ミネラルウォーター 1500ml/グラスシャンパン3杯 |

## 53rd DAY
### 8th week

体調はどうですか？

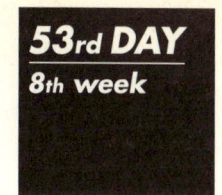

**最高。**

気分はどうですか？

**寝るってイイですね!!**

### DATA

| | |
|---|---|
| 体重 | **75.9kg** |
| 摂取エネルギー | **1456kcal** |
| 歩数 | ——歩 |
| その日の行動 | 久々お休みだゼッ!! |
| その日の運動 | 何もなし。16時間も寝ました。爆睡だ!! |

**ADVICE**
カレーは一種の野菜料理。香辛料は食欲をそそるので、ご飯が進むのが玉にキズ。ご飯は1杯まで。

●今日は何を食べましたか？

| 食事 | 食品名／分量 |
|---|---|
| **BREAKFAST** 朝食 1044kcal | 野菜カレー2杯（ご飯茶碗2杯分、ブロッコリー、チーズ、鶏もも肉、シメジ、トマト、タマネギ、ジャガイモ、マッシュルーム、ニンニク）／野菜サラダ（グリーンリーフ、ピーマン、ハム、ゆで卵、チーズ、アスパラガス、ノンオイルドレッシング）／緑茶コップ1杯 |
| **LUNCH** 昼食 412kcal | シリアル（雑穀）＋低脂肪牛乳200ml／杏仁豆腐 |
| **OTHER** その他 | ミネラルウォーター 1500ml |

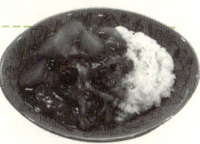

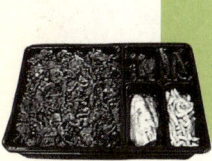

---

## 54th DAY
### 8th week

体調はどうですか？

**ちょっと疲れがあるが、グーグーグー!!**

気分はどうですか？

**焼き肉弁当食ってイェーイ!!**

### DATA

| | |
|---|---|
| 体重 | **74.2kg** |
| 摂取エネルギー | **1971kcal** |
| 歩数 | **20035歩** |
| その日の行動 | コンリハ |
| その日の運動 | コンリハ9h、踊っぱ。 |

**ADVICE**
朝食。できれば納豆1パックにして副菜で野菜を食べてください。運動量が多いときは焼き肉もOK。

●今日は何を食べましたか？

| 食事 | 食品名／分量 |
|---|---|
| **BREAKFAST** 朝食 501kcal | 茶そば1人前／納豆2パック |
| **LUNCH** 昼食 900kcal | 焼き肉弁当 |
| **DINNER** 夕食 430kcal | おにぎり（じゃこ）1個／野菜サラダ（グリーンリーフ、ピーマン、ハム、ゆで卵、チーズ、アスパラガス、ノンオイルドレッシング）／小松菜のお浸し／ゆで卵1個 |
| **OTHER** その他 140kcal | ミネラルウォーター 3500ml／ビール350ml |

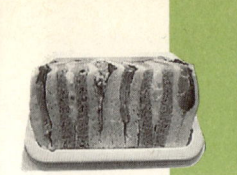

## 55th DAY
### 8th week

体調はどうですか？
お腹がピーキュルです。

気分はどうですか？
お腹が、お腹が…!!

### DATA
体重 **73.4kg**
摂取エネルギー **1295kcal**
歩数 **11827歩**
その日の行動 コンリハ&スマステ ロケ&スマステ
その日の運動 コンリハ6h

**ADVICE**
腹痛の原因はおそらくビタミンCサプリの摂りすぎ。Cは過剰摂取すると軟便になる場合があります。

●今日は何を食べましたか？

| 食事 | 食品名／分量 |
|---|---|
| **BREAKFAST** 朝食 645kcal | サンドイッチ（食パン薄切り3枚、チーズ、トマト、キュウリ）／小松菜のお浸し／グレープフルーツ1/2個／低脂肪牛乳200ml／野菜ジュース200ml |
| **LUNCH** 昼食 210kcal | バナナ1本／ゆで卵1個／グレープフルーツ1/2個 |
| **DINNER** 夕食 440kcal | サンドイッチ／カットフルーツ |
| **OTHER** その他 | ミネラルウォーター 2560ml |

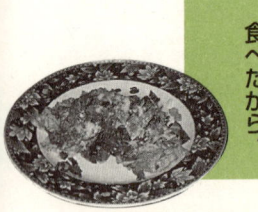

## 56th DAY
### 8th week

体調はどうですか？
なかなかですね。

気分はどうですか？
グーです。いっぱい食べたから。

### DATA
体重 **73.1kg**
摂取エネルギー **3071kcal**
歩数 **7964歩**
その日の行動 スポーツクラブ&コンリハ
その日の運動 スポーツクラブ2h、コンリハ3h

**ADVICE**
夜外食する分、朝と昼は控えめなんですね。この調子で食生活を賢くコントロールしてください。

●今日は何を食べましたか？

| 食事 | 食品名／分量 |
|---|---|
| **BREAKFAST** 朝食 409kcal | シリアル（プレーン）少々＋低脂肪牛乳200ml／野菜スープ |
| **LUNCH** 昼食 475kcal | バナナ1本／ヨーグルト／野菜サラダ（ルッコラ、トマト、ロメインレタス、レタス、カリフラワー、タマネギ、ブロッコリー、フレンチドレッシング）／パイ菓子2枚 |
| **DINNER** 夕食 1474kcal | シーザーズサラダ／アワビとキャビアのパスタ／牛バベットステーキ ポテトフライ添え／白ワイングラス3杯 |
| **OTHER** その他 713kcal | ミネラルウォーター 1500ml／プロテインドリンクコップ1杯／コーラ（レギュラーサイズ）コップ1杯／ポップコーン（XL。バケツみたいなヤツ） |

＊慎吾は期間中総合ビタミン剤などのサプリメントも併用していましたが、詳細については食事日記には記載しませんでした。

## 56th DAY/TRAINING

### LOG

**Aerobics** エアロビクス
トレッドミル
時速8〜10km×10分
（消費エネルギー 118kcal／走行距離 1.5km／
トレーニング後心拍数 137拍/分）

**Strength Training** 筋力トレーニング
胸・上腕・肩　ベンチプレス
60kg×5回×2セット、
30kg×10回×2セット（フォームチェック）、
50kg×10回×2セット
胸　フライ
12.5kg×10回×2セット、
14kg×10回
胸・上腕・肩　プッシュアップ
10回×3セット（ベンチ使用）
上腕　ディップス
10回×2セット
肩・上腕　アップライトロウイング
20kg×10回×2セット
上腕　アームカール
12.5kg×10回×2セット、
10kg×10回×2セット
肩　サイドレイズ
3kg×10回×2セット
背中　バックアーチ
20回×2セット
腹部　アブトレーニング
アブドミナルボード50回、レッグレイズ10回×3セット、クランチ20回×3セット
ストレッチ

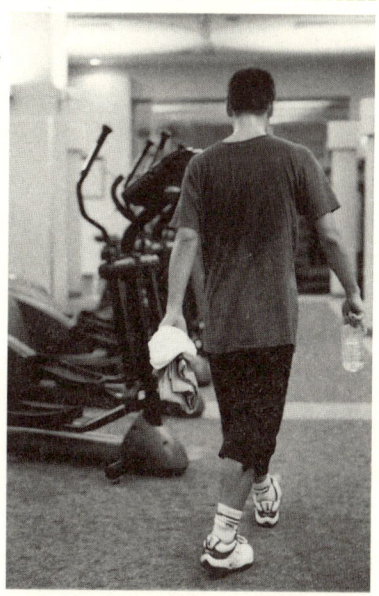

> マンネリ化させないためには、トレーニングの種目、負荷、組み合わせを変化させて、新鮮な刺激を筋肉に与え続けることが重要です。負荷は体力の向上に合わせて、つねに右肩上がりに設定しましょう。

**Q**「昨日は体重が73.4kgだった。トレーニングしたから、いまは72kgになっているかもしれない。忙しくてトレーニングまで間が空いたので、リハーサル室でプッシュアップとクランチをやりました」

**A** 鍛えた肉体は高級時計に喩えられます。高級時計は壊れないように大切に扱い、メンテナンスを欠かさないもの。せっかく手に入れたカラダです。今後もトレーニングを継続しましょう。今回は8週間の集中プログラムです。この先も同じテンションで続けることはムリな相談です。運動の頻度や強度、メニューを変えながら、さらにカラダをピカピカに磨き上げてください。

**SHINGO**語録
**08**
カラダって、
単純というか、
素直なんだよ。

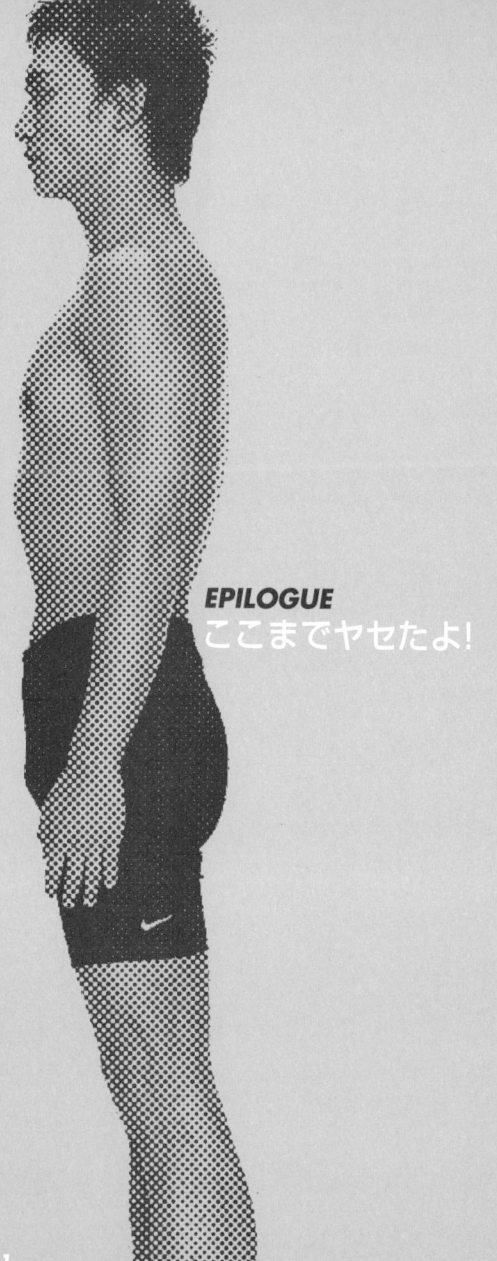

## EPILOGUE
## ここまでヤセたよ!

## INTERVIEW-3
## 8週間のダイエットを終えて。

最近、メシがどんどん美味しくなっている。

舌が敏感になったのかな、素材の味がよくわかるようになってきた。

たとえば、低脂肪牛乳。以前はそんなに好きじゃなかったのに、いまはふつうに美味しい。

朝、玄米のシリアルにかけて食べると、甘くて甘くて。味見した友達は「味がしない」と言うのに、自分のなかでは、玄米のシリアルを食べる日は、甘いモノが食べられる日。

お茶もそう。このところずっと水ばかり飲んでいたから、この間久々にお茶を飲んだら、とっても味が濃くて驚いた。

食事のとき、ミネラルウォーターしか飲まないようにしたのも、たぶんメシがウマくなった理由の一つだと思う。考えてみたら、8週間前まで、ご飯とおかずをお茶でノドに流し込んでいた。ミネラルウォーターだと、したくても味がなくてそれができないから、自然にゆっくり味わって食べるようになったんだろうね。

前は、ご飯を食べはじめたら1杯では止まらなかったのに、おかずが多めでも、ご飯はお茶碗軽く1杯でちょうどいい。おかずを食べ終わっても、ご飯が余るくらい。少量で、すごく食べたみたいな満足感がある。

外食もたまにはいいけど、自分で作るゴハンがウマイことにも気がついた。

ランチで結構お気に入りだったのは、手作りの〝自分サンド〟。

ライ麦パン、レタス、トマト、キュウリ、チーズ、と食材ごとにラップで包んでおいて、お昼になったら、その場ではさんで食べる。冷蔵庫に、まとめてスライスしておいたトマトやキュウリなんかがいつも入っているから、朝そこから取り出して出かけるだけ。

何をどれくらい食べたらいいのか。頭ではなく、感覚でわかるようになった。

前日少し食べすぎたら、翌朝はエネルギーが余っている感じがある。そんな日は、朝食を減らしても大丈夫。それで、午前中ずっとパワーが出る。

ここでゴハンを食べておけば、あと6時間はエネルギーが持つなというのもわかる。

カラダって、単純というか、素直なんだよね。

後半、ちょっと肉が食べたくなった。

栄養士さんによると、かなりのトレーニングをこなしているので、カラダが自分から肉を欲しているんだとか。肉のタンパク質は、筋肉の大事な材料だから。食べ物を減らすだけがダイエットじゃないって、ホント実感してるよ。

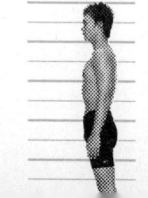

スポーツクラブには、ほとんどコンスタントに、週3回通い続けることができた。行きたくないと思う日は、一度もなかったよ。

2日運動していないと思う日は、スポーツクラブに行きたい。フッキンとか腕立て伏せで、1時間ほど自主トレしたこともある。フッキンは、一度に150回くらい。昔は20回もやると、翌日筋肉痛でイテテッてなっていたのに、いまは何ともない。

しばらくカラダを動かしていないと、なんかウズウズする。汗をかく快感を知ったから、汗をかいてないのが、自分でイヤに思えてくるんだ。

走るのは、とにかく気持ちがイイ。汗をたくさんかくと、カラダのなかのいらないモノも一緒に出ていくみたい。90分走った日も、終わったあとにもう2時間走りたい気分だった。走り終わって、タオルで汗を拭いているときが、ともかく幸せ。まるで、薄い皮を一枚脱いだ気がする。本当にそうかは別として、食べすぎたなと思ったあとに走ると、その分のカロリーが消費できる感覚もある。

途中から、ランニングよりも、筋トレにかける時間が徐々に長くなった。筋トレはちょっとずつ面白くなってきた。

やったらやっただけ、確実にカラダが変わっていくから。自分のカラダの奥底にこんなモノがあったなんて、知らなかった。誰にでもあるんだよ、筋肉は。ただ脂肪とかがその上に乗っていて、見えないだけで。

なかなかうまくできなかったベンチプレス（ベンチで仰向けになってウェイトを胸の上に挙げるエクササイズ）でも、67・5kg挙げられるようになった。

8週間前は、40kgのバーベルを挙げるのが精一杯。トレーナーの人が最初、自分の体重の90％レベルが目標だと言ってたけど、それをちゃんとクリアできた。いまなら、自分の体重を両腕で支えられる。それって大事なことだよね。

メンバーには、7週間目に入ってから、本気でダイエットしていることをカミングアウト。リーダーは「へぇ〜っ、そうなんだ。いつから？」で終わり。木村君もうなずいただけで、とくに何も感想はなかった。

つよポンは「筋肉マンになりたいの？」って。「違うよ」と言っても、何度も「筋肉マンになりたいの？」って聞いてきた。吾郎ちゃんはふつうにいろいろ知りたがって、「運動、何をやればいいか教えてよ」とかなり興味を持っていたよ。

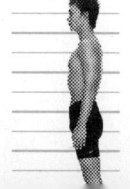

115

体重は73㎏台まで落ちた。はじめが88㎏だから、マイナス15㎏。60㎏台？　当然狙うよ。72㎏のところに壁があるけど、きっと越えてみせる。

体脂肪率は10・3％。もちろんひと桁が目標。だってプラス思考だもん。

ダイエットはこれからが本番。そのことは、リバウンドを何度も体験してきた僕自身が、いちばんよくわかっている。

2か月で作ったカラダは、2か月で元に戻るらしい。だから、週1回でいいから、これからもスポーツクラブに通うつもり。行けない日も、ランニングはどこでもできるし（シューズは車に積みっぱなしだ）、フッキンや腕立て伏せは部屋でもやれるしね。食事も、いまのやり方を当たり前のモノにして、大食い生活には逆戻りしない。食事日記も続けるよ。

今回思ったのは、本気でヤセたいと思ったら、まわりから「太ってるね」「デブだね」といっぱい言われた方がイイってこと。

リーダーはいつも僕をデブって言ってたのに、近頃は「慎吾、ヤセすぎじゃない？」って。そこで「そうかな」とさりげなくあしらう。この〝勝ち感〟に勝るものはない。

周囲からデブってさんざん言われている人も、見返す気持ちで前向きになるべきなんだ。

トレーナーや栄養士さんにはいっぱい助けてもらった。

たしかに、自分一人だったら、ここまでやれたかわからない。とくにトレーニング。今日はもうおしまいだと思ってホッとしていると、「ハイ、次はコレ、行きましょう」とトレーナーに声をかけられて、「ウォーッ、まだあんのか!?」と一瞬めげることもあった。

でも、そこで「もうムリですよ」じゃなくて、「よっしゃっ、やるぜ!」とメラメラ燃えた。結局すべてを決めるのは、誰でもない自分自身。最後までやり遂げられるかどうかは、カラダを変えたいという意志の強さで決まると思う。

自分のなかには、甘い言葉をささやく悪魔がいっぱい棲んでいる。

今夜はビール1本だけで済まそうとしても、飲み終わったらもう一人のオレが2本目を持ってこようとしている。「はぁ? 飲むわけないじゃん」ってお断りするけど。

美味しいものはカロリーが高いようにできている。神様はホントやってくれますよ。

その誘惑に屈するかどうかは本人次第。他人は関係ない。遊園地のビックリハウスみたいに、どこを向いても鏡に自分の姿が映っている感じ。

そんな自分との戦いに負けなければ、ダイエットは必ず成功する。きっとみんなも、ね。

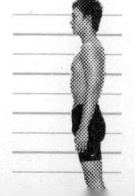

118

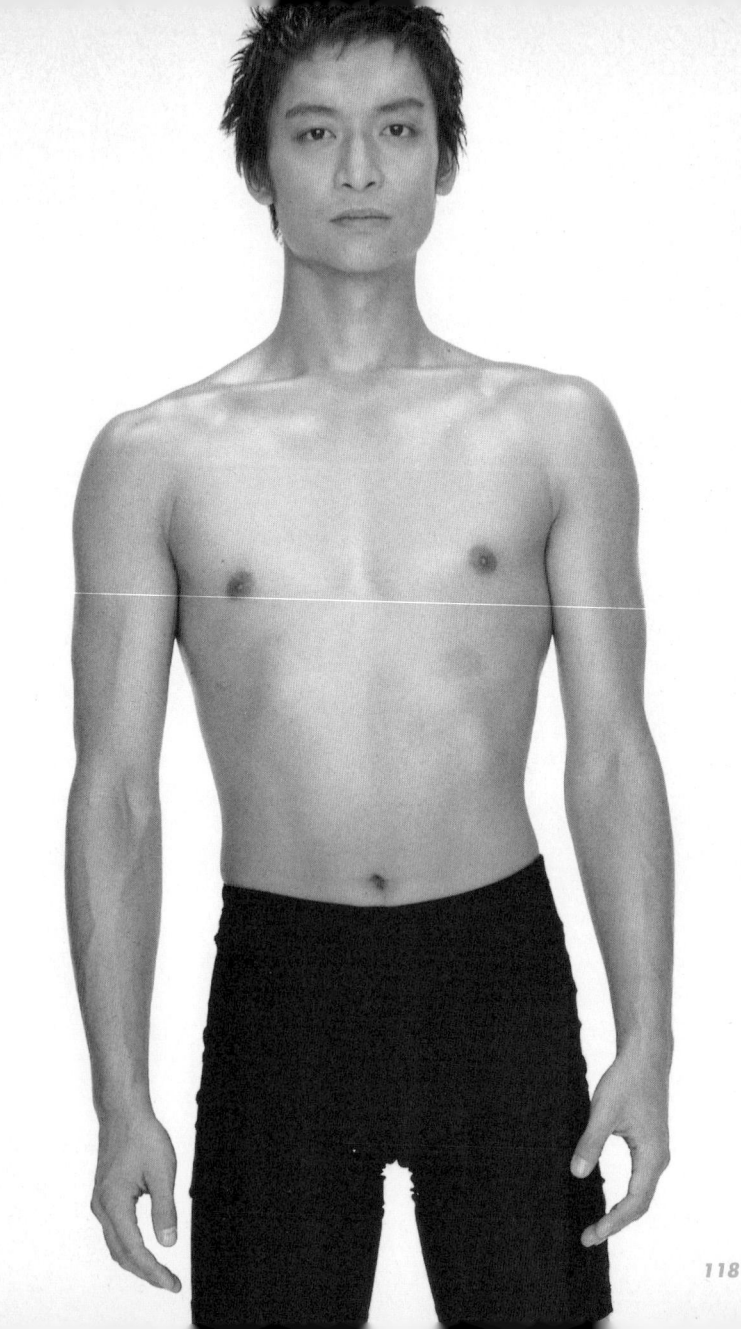

# 8th week
## 56th DAY

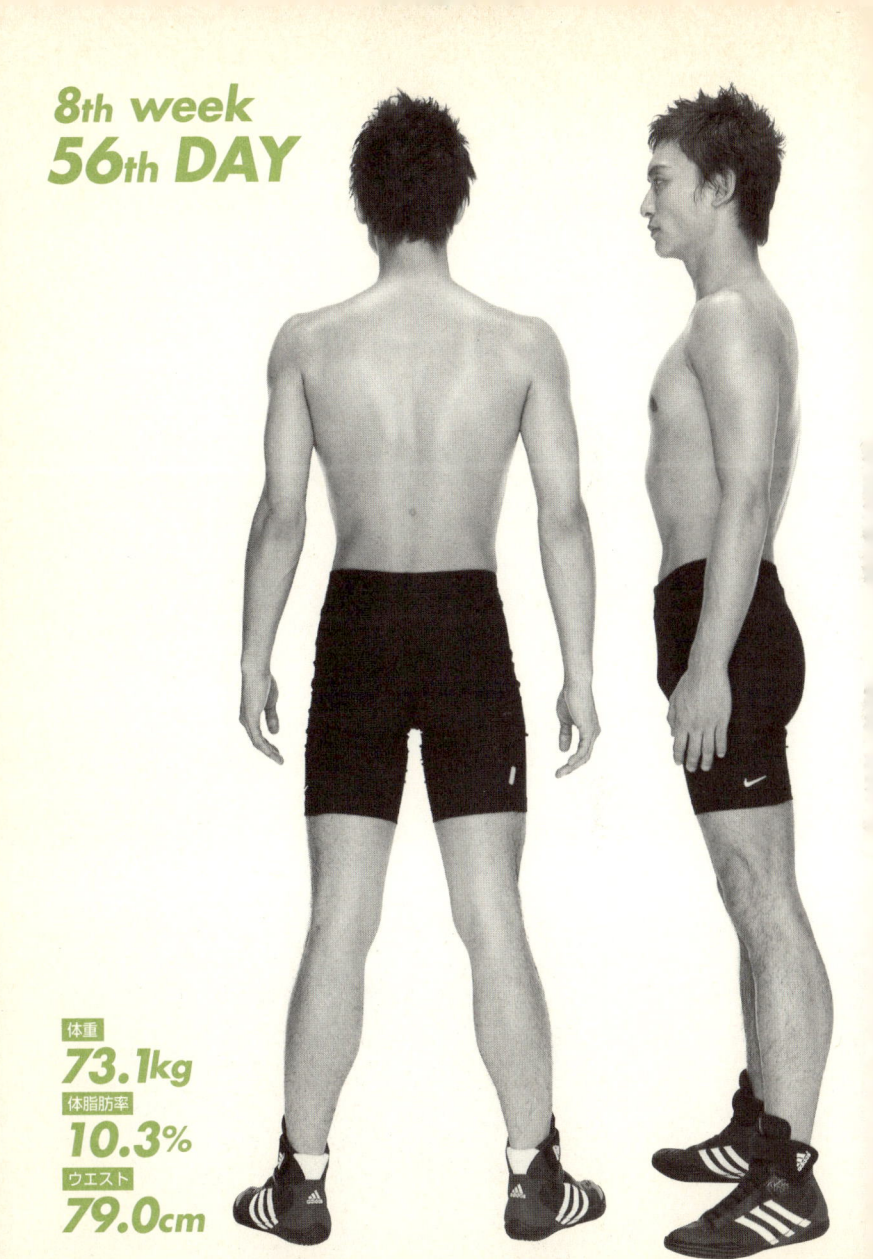

体重
**73.1kg**
体脂肪率
**10.3%**
ウエスト
**79.0cm**

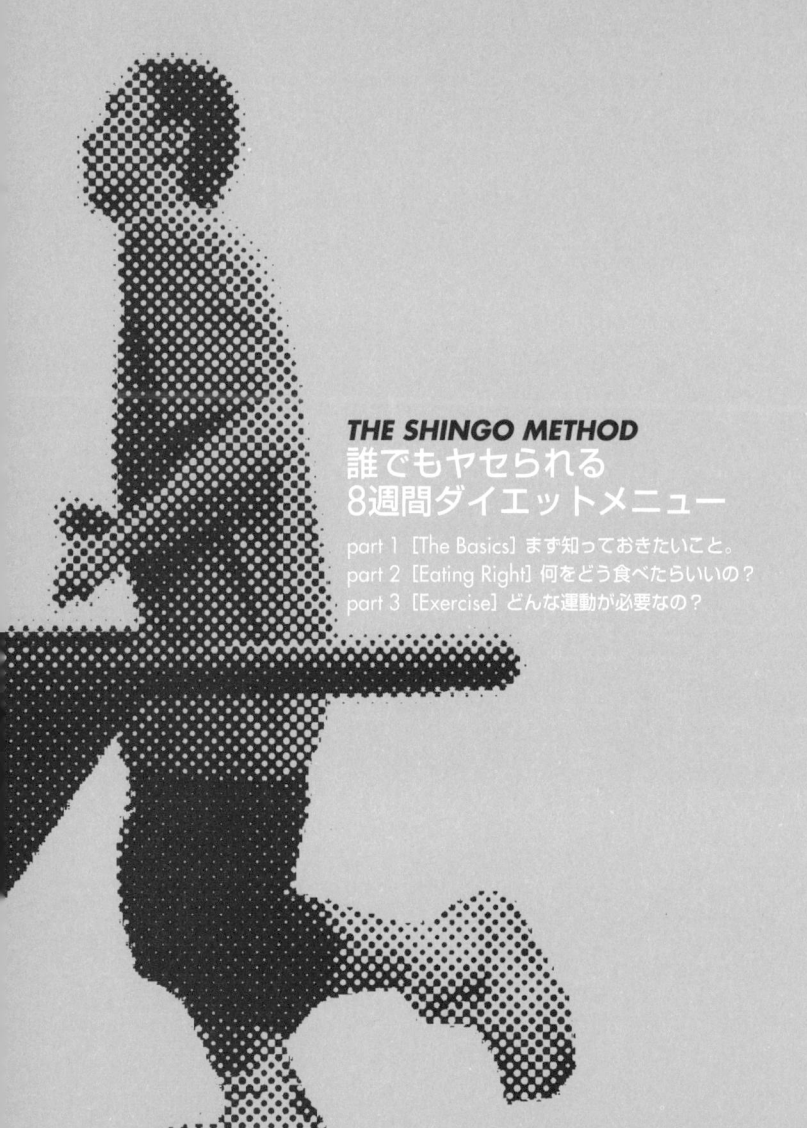

**THE SHINGO METHOD**
誰でもヤセられる
8週間ダイエットメニュー

part 1 ［The Basics］まず知っておきたいこと。
part 2 ［Eating Right］何をどう食べたらいいの？
part 3 ［Exercise］どんな運動が必要なの？

## *The Basics 1*
# あなたも肥満かも!?

part **1** 【基礎編】まず知っておきたいこと。

「大事なことは目には見えない」と言ったのは星の王子さま。実は、肥満かどうかも、見かけや体重では判断できません。

皮膚や骨を除くと、カラダのほとんどは、筋肉と脂肪からできています。このうち脂肪の割合が高いのが、肥満。体脂肪率（体重に占める脂肪の重さ）が男性25%、女性30%を超えると、肥満だと考えられます。見た目はガリガリでも、筋肉が少なく、脂肪が多い人は肥満というわけ。体脂肪率を正しく知ることは難しいのですが、ホームユースの体脂肪計でもおおよその数値はわかります。

肥満かどうかをカンタンに判定するには、BMI［体格指数。体重(kg)÷身長(m)÷身長(m)］が便利です。BMI25以上が軽い肥満。ただし、BMIは25未満でも、体脂肪率が高すぎるケースもあります。これがいわゆる隠れ肥満です。

### 体脂肪率での肥満の判定

**男**
標準： *15〜20%*　肥満： *25%〜*

**女**
標準： *20〜25%*　肥満： *30%〜*

### BMIの求め方と肥満の判定

$$BMI = \frac{体重(kg)}{} \div \frac{身長(m)}{} \div \frac{身長(m)}{}$$

痩せ：〜*18.5*　標準：*18.5〜25*
肥満：*25〜*

80kgで175cm (m換算で1.75)なら、
BMI：80÷1.75÷1.75≒26.1。
肥満である。

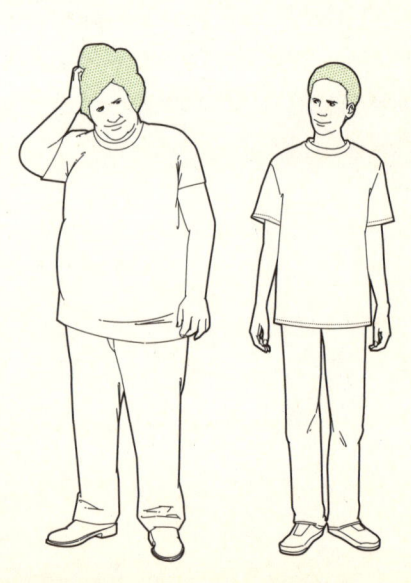

THE SHINGO METHOD

# The Basics 2
# どうして太るの？

　ぜんぜん食べてないのに太る！　そういう声をよく耳にします。

　実際、アメリカで行われた調査では、食べすぎで太っている人は、全体の30％にすぎなかったとか。肥満のおよそ70％は、普通に食べているか、もしくは少食なのにもかかわらず、太っているのです。

　太るかどうかを決めるのは、食事から体内に取り入れる摂取エネルギーと、運動などで使う消費エネルギーのバランス。摂取エネルギーが消費エネルギーを上回ると、余ったエネルギーは脂肪に変えられます。その行く先は、皮下や内臓まわりの脂肪細胞。この状態が続くと、体脂肪率がじわじわと上昇して、肥満となるわけです。

　少食で摂取エネルギーが少なくても、運動不足などで消費エネルギーがそれ以上に少ないと、体脂肪は増えていきます。反対にヤセるためには、摂取エネルギーよりも消費エネルギーを大きくして、エネルギー収支をマイナスにしてやればいいのです。

　肥満をそのままにしておくと、見た目に悪いだけではなく、高血圧や糖尿病といった生活習慣病のリスクも高くなります。肥満は万病の元、というのはいまや世界のお医者さんの常識です。

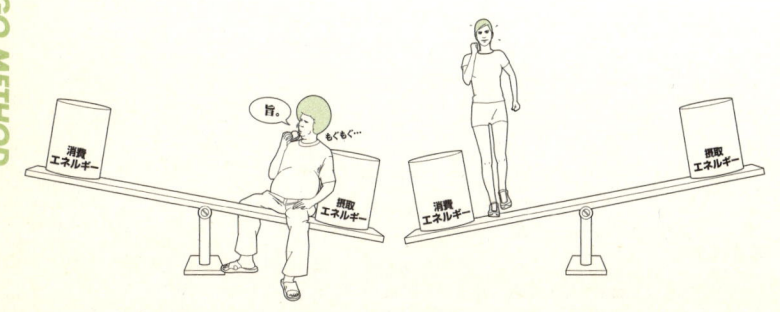

## *The Basics 3*
# 食生活を自己管理する。

　太っている人が必ずしも大食しているわけではありませんが、大食している人は多かれ少なかれ太っています。

　そこで欠かせないのが、食生活のコントロール。

　目的は2つ。一つは、食事からの摂取エネルギーを、消費エネルギーと釣り合いが取れるレベルか、もしくは消費エネルギー以下に抑えること。そしてもう一つは、健康的にヤセるために、食事の中身を見直して、栄養バランスの良い内容に変えることです。

　運動だけで、エネルギー収支をマイナスにするのは大変。体脂肪1gは、およそ7.2kcalのエネルギーを発生させることができます。標準的な体型の男性が30分ほどジョギングすると、約300kcalのエネルギーを消費しますが、これを体脂肪に換算するとわずか42g分。運動後に300kcalの食べ物（たとえばハンバーガーなど）を食べたら、あっという間に元の木阿弥です。

　脂肪を減らすための運動には時間がかかりますが、食事を減らすのに時間はかかりません。タイムマネージメント的にも、忙しい人ほど食生活を上手に自己管理すべきなのです。

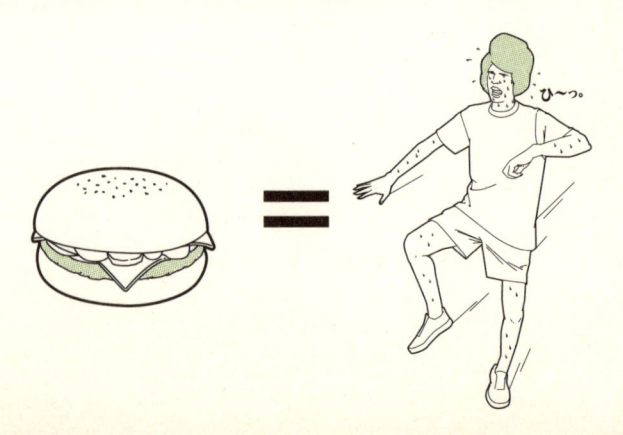

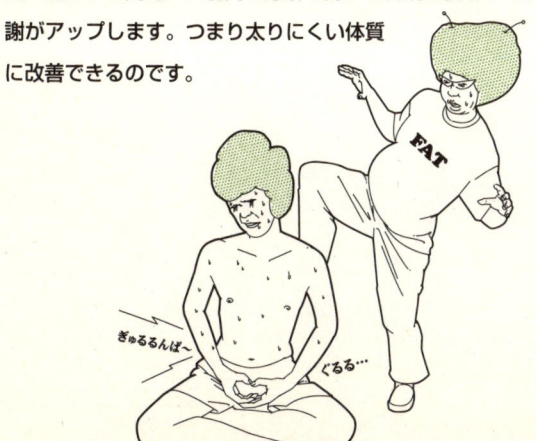

# The Basics 4
# 運動はなぜ必要?

　単品ダイエットや断食でも体重は減りますが、そこで減ったのは本当に脂肪でしょうか?

　カラダの基本的なエネルギー源となるのは炭水化物(糖質)です。摂取エネルギーを極端に制限すると、この糖質が足りなくなります。私たちの脳は糖質しかエネルギー源にできませんから、不足分を埋め合わせるために、筋肉のタンパク質を分解して糖質を作る仕組みが働きます。体脂肪は蓄積されやすいのですが、糖質の代用にはなりにくいのです。

　狙いは余分な体脂肪なのに、食事制限だけでは筋肉が分解されて減ってしまいます。筋肉が減ると、基礎代謝(安静時にも必要な基礎的エネルギー量。P143参照)も減少します。基礎代謝は消費エネルギーの70%近くを占めますから、基礎代謝がダウンするとエネルギー収支がプラスに傾きやすく、太りやすい体質になるのです。

　それを防ぐのが運動。本来エネルギーになりにくい体脂肪を効率良く燃やすと同時に、筋肉の分解を防いで合成を促すので、基礎代謝がアップします。つまり太りにくい体質に改善できるのです。

part **1** 【基礎編】まず知っておきたいこと。

## The Basics 5
# 8週間ダイエットの基本プラン。

ダイエットを始める前に、まずはゴールを定めましょう。

体脂肪率は測定の誤差が大きいので、ここではBMIを基準に考えてみます。さまざまな研究から、BMI22のとき、病気にかかるリスクがもっとも少ないことがわかっています。そこで、BMIの公式から逆算して、身長（m）×身長（m）×22で、自分の目標体重（kg）を求めてみます。

続いて、目標体重と現在の体重の差を計算します。医学的に見て、負担の少ない減量は1か月に2kgまで。これを頭に入れて、ダイエットをプランニングします。ひとまずの区切りは8週間。カラダがヤセ体質に変わるには最低これくらいの時間がかかりますし、8週間なら誰でも飽きずに取り組めるはずです。

体脂肪は1gあたり7.2kcalのエネルギーを持っています。体脂肪だけを減らすのが理想ですから、1か月で2kgの体重を減らすためには、7.2×2,000＝14,400kcalを1か月で消費しなくてはなりません。これを上回るペースで減量するには、本人の頑張りはもちろん、専門家による慎重なサポートが求められます。

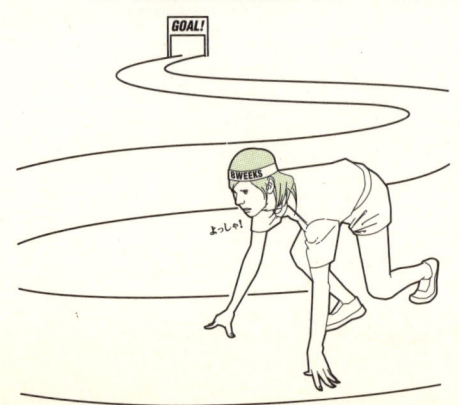

THE SHINGO METHOD

### BMIによる目標体重の求め方

**目標体重**＝**身長**×**身長**×**22**
（kg）　　（m）　（m）

身長175cm（m換算で1.75）だとすると、1.75×1.75×22≒67.4kgと計算。4kgオーバーまでは、8週間で安全にヤセられる。

## The Basics 6
# 食事と運動をどう組み合わせる?

　1か月2kgペースで体脂肪を落とすには、トータル1万4400kcalを消費しなくてはなりません。1日あたりに直すと480kcal。わかりやすく1日マイナス500kcalと覚えてください。

　1日マイナス500kcalを目指して、食事からの摂取エネルギーを抑えて、運動で消費エネルギーを増やしていきます。たとえば、食事をいつもより300kcal減らして、運動を200kcal分プラスすると、クリアできる計算。3食食べるとすると、1食あたりマイナス100kcalで1日300kcal減らすことができます。200kcalの運動というと、6000歩程度のウォーキングに相当します。

　さらに、筋肉を増やして太りにくい体質になるために、トレーニングをスタートさせましょう。カラダを変えたり、体力を向上させたりするには、週2〜3回のトレーニングが必要。脂肪を燃やす運動と筋肉をつけるエクササイズを合わせて、1回の所要時間は60〜90分で十分です。ここで消費するカロリーと基礎代謝のアップ分は、1日マイナス500kcalとは別のボーナスポイント。努力次第では、1か月2kgを上回る速攻ダイエットも可能です。

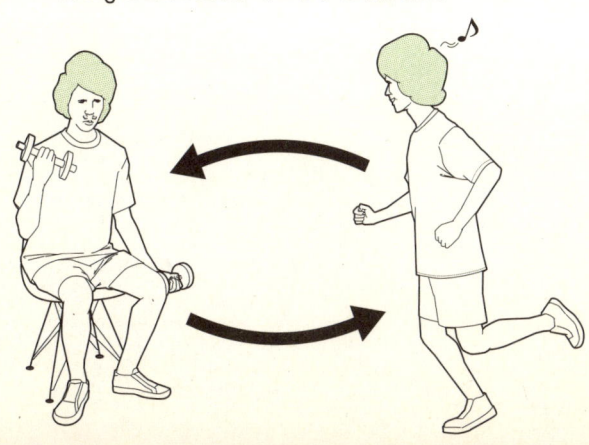

# Eating Right 1
# 食べすぎてませんか？

part 2 【食事編】何をどう食べたらいいの？

　肥満の大敵は食べすぎ。それは誰でも知っている事実でしょうが、果たしていまの自分が食べすぎなのか、そうでないのか、きちんと答えられる人はあまりいないかもしれません。

　はじめに「食べすぎ」を定義してみましょう。1日に必要とするエネルギーを、エネルギー所要量といいます。このエネルギー所要量を超える摂取エネルギーを摂る食生活が、「食べすぎ」です。

　エネルギー所要量は、どんな生活をしているかで変わります。一日中トレーニングしているスポーツ選手と、デスクワークが多いビジネスマンでは、使うエネルギー量がまったく違うからです。スポーツ選手のような生活は例外で、現在の日本人のほとんどは運動不足だと考えられています。この場合のエネルギー所要量の標準値は、20代男性で2300kcal、20代女性で1800kcal。30代と40代は、それより男女とも50kcal少なくなります（より正確に知るためには、下表のように求めてください）。こうして割り出したエネルギー所要量を下回るように、食べ物からの摂取エネルギーを抑えて「食べすぎ」にサヨナラする。それがダイエットの第一歩です。

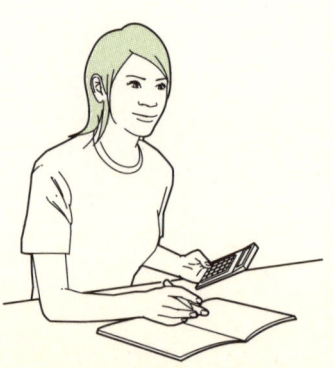

THE SHINGO METHOD

### エネルギー所要量の求め方

**1** 性別、年齢、体重（kg）から基礎代謝量（kcal／日）を求める。
　男 15～17歳：**20.9**×体重＋**363**
　　　18～29歳：**18.6**×体重＋**347**
　　　30～49歳：**17.3**×体重＋**336**
　女 15～17歳：**19.7**×体重＋**289**
　　　18～29歳：**18.3**×体重＋**272**
　　　30～49歳：**16.8**×体重＋**263**
**2** エネルギー所要量（kcal／日）＝基礎代謝量×**1.5**（超運動不足は×1.3）

20歳、体重70kgの男性なら、1日の基礎代謝量は**18.6**×70＋**347**＝**1649kcal**。そこで1日のエネルギー所要量は1649×1.5≒**2474kcal**と計算できる。第六次改定「日本人の栄養所要量」より。

# Eating Right 2
# カロリーをどの程度抑えるか。

　摂取エネルギーを減らせば減らすほど、ヤセると勘違いしている人は案外多いようです。しかし、それは間違い。

　食事量を抑えすぎると、本来必要とされるエネルギーと栄養素が足りなくなります。それが続くと、体脂肪だけではなく、筋肉や骨などの大事な組織が減少してしまいます。

　カロリーをいきなりドスンと減らすと、カラダは体重が落ちないように基礎代謝を節約して、エネルギーバランスをキープしようとします。この結果、むしろヤセにくくなるのです。

　減量中でも基礎代謝量くらいは摂りたいもの。個人差はありますが、1日あたり男性で1600kcal、女性で1200kcalを、おおまかな最低ラインにするといいでしょう。1日3食食べるのが原則ですから、1食あたり400〜530kcal程度に。

　肥満が解消できたら、エネルギー所要量を超えないレベルで、カロリーコントロールを継続します。少しヤセたからといって、安心して食べすぎてはダメ。すぐに体重は逆戻りしますし、悪くしたもので増えた分はすべてムダな体脂肪なのです。

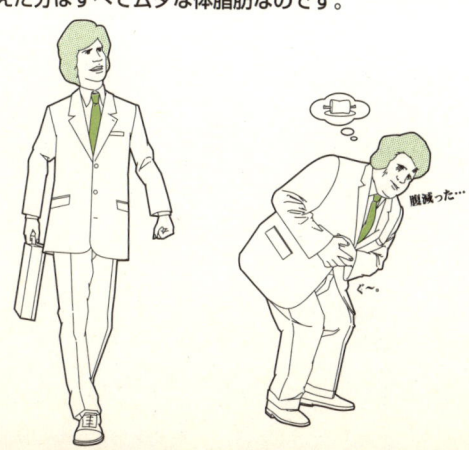

## *Eating Right 3*
# 1日3回、炭水化物と野菜を。

　食事と食事の間隔があいてお腹が空きすぎると、ついついまとめ喰いしたくなるもの。しかし同じカロリーの食事でも、食べる回数が減るほど、太りやすくなります。一度に多くの食べ物を摂ると、それが大きな刺激となり、余ったカロリーを脂肪に蓄えるインスリンというホルモンの効き目がアップするのです。生活リズムに合わせて5～6時間おきに、1日3回食べるようにしてください。

　3食ごとに必ず食べたいのが、炭水化物と野菜、海藻、キノコ。

　炭水化物（糖質）は、細胞のエネルギー源になります。糖質は体内にあまりためておけないので、3度の食事で定期的にサプライすべき。不足すると、筋肉を作るタンパク質が分解されて糖質となり、エネルギーとして燃やされてしまいます。お菓子やジュースなどの甘いモノから糖質を摂ると、インスリンがドッと出て、脂肪になりやすいのでNG。ご飯やパンなどの主食から摂ってください。

　野菜、海藻、キノコには、ビタミンやミネラルといった栄養素が含まれています。しかも低カロリー食品ですから、毎食1品食べるクセを。食物繊維が豊富で、減量中の便秘を防ぐ働きもあります。

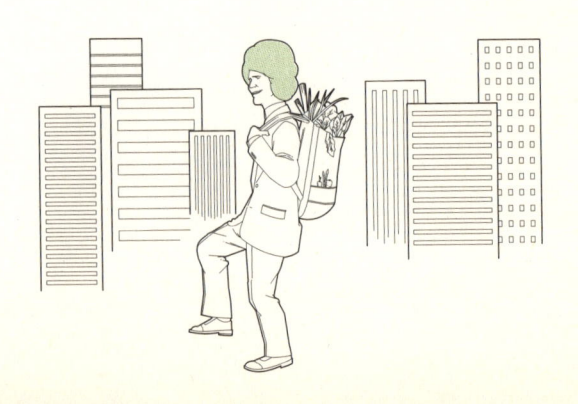

# *Eating Right 4*
# 外食は賢く食べる。

　できるだけ自炊して食事をきちんと管理したいものですが、昼食や夕食は外食する機会も多いことでしょう。そんなときは、丼物のような単品メニューはなるべく避けて。ご飯とおかずと付け合わせがセットされて、栄養バランスに優れた定食を選ぶのが正解です。

　定食の丼ご飯やカレーのライスは、お茶碗2杯分。1日の摂取エネルギーを考えながら、摂りすぎの場合は半分ほど残しましょう。ダイエット中は完食へのこだわりは捨ててください。

　外食には、油をたっぷり用いる料理が少なくないようです。油は、脂肪そのもの。1g9kcal（炭水化物とタンパク質は1g4kcal）と高カロリーで、大さじ1杯弱の油で約100kcalもあります。肉や魚は、油をさほど使わない蒸すか焼くかの調理法で。油を吸う揚げ物は、迷わずパスしましょう。肉の脂肪にも気をつけて。牛や豚の脂身、鶏肉の皮をこまめに外すだけでも、カロリーは抑えられます。

　ドレッシングも油をたくさん使用するので、サラダをオーダーするときはノンオイルタイプを注文するか、ドレッシングを別添えにしてもらう知恵を。レモンや塩でもサラダは美味しく食べられます。

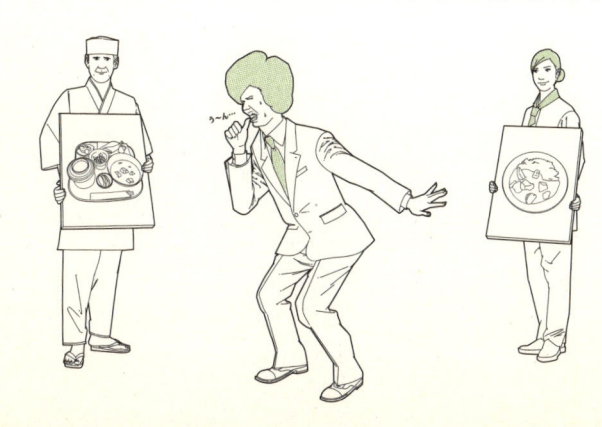

# Eating Right 5
# 食事日記をつけよう。

　書くだけでみるみるヤセていく。まるでウソのような話ですが、多くの人が体験している事実です。

　食事のたびに、何をどれくらい食べたか。これを記録するのが、いわゆる食事日記。自分だけのプライベートなメモなのに、実際書き始めると「ヘンなモノは食べられないぞ」というブレーキが働いて、暴飲暴食しなくなるから不思議なもの。

　食事日記をつけると、間食など普段無意識に食べているモノが明らかになりますし、「油モノが好きなんだなあ」といった嗜好や、食生活のパターンも自己分析できます。そこにこそ、デブの原因が隠れているのです。加えて、体重と体脂肪率の変化を記入しておくと、ダイエットの成果がモニター可能。左ページに、食事日記のフォーマット例（香取慎吾が8週間使ったものと同じです）を紹介していますので、参考にしてみてください。

　食事日記をつけたら、1日の摂取エネルギーはどれくらいなのか、カロリー計算してみましょう。代表的な食品とメニューのカロリーは、P140〜141にリストアップしてあります。

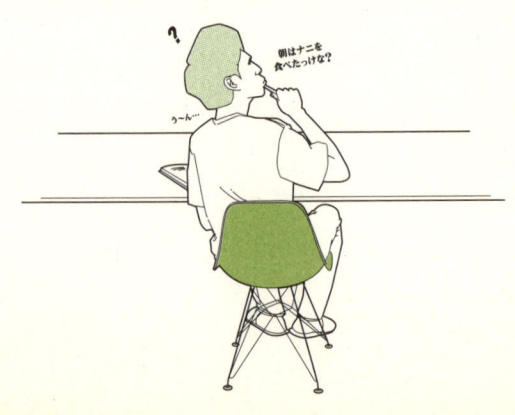

## 時刻

起床時刻、就寝時刻、3食を食べた時刻をそれぞれ記入する。そこから、意識していなかった毎日の食生活のリズムが明らかに。間食した時刻をメモすると、いつどんなときに間食したくなるかが分析できる。

## 今日は何を食べましたか？

朝、昼、夜ごとに、何をどれくらい食べたかを書き留める。「ご飯お茶碗1杯」のように、品目と分量をできるだけ詳しく。1週間つけたら、カロリーハンドブックなどを参照して、1日の摂取エネルギーを計算してみよう。

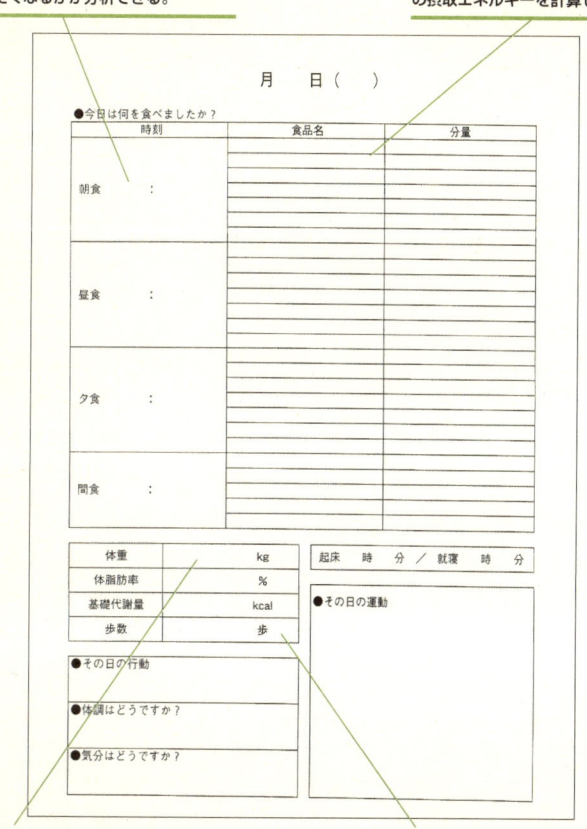

月　　日（　　）

●今日は何を食べましたか？

| 時刻 | 食品名 | 分量 |
|---|---|---|
| 朝食　　： | | |
| 昼食　　： | | |
| 夕食　　： | | |
| 間食　　： | | |

| 体重 | | kg |
|---|---|---|
| 体脂肪率 | | ％ |
| 基礎代謝量 | | kcal |
| 歩数 | | 歩 |

起床　時　分　／　就寝　時　分

●その日の運動

●その日の行動

●体調はどうですか？

●気分はどうですか？

## 体重　体脂肪率

体重、体脂肪計がある場合は体脂肪率を記録しておく。夜寝る前や朝のトイレの後など、1日の決まった時間帯に測るようにすると変化がわかりやすい。ただし入浴直後は体脂肪率がやや高めに出やすいので注意。

## 歩数

市販の歩数計をつけて、毎日の歩数をチェックする。歩数は、日常の活動量を反映する価値あるデータとなる。1日3000歩以下の人は、かなりの運動不足。できるだけたくさん歩くように心がけたい。

THE SHINGO METHOD

## Eating Right 6
# 目に見える脂肪を減らそう。

part **2** 【食事編】何をどう食べたらいいの？

摂取エネルギーを減らすだけでは、ダイエットは成功しません。単品ダイエットのように、カロリーを減らして特定の食品ばかり偏食していると、栄養バランスが乱れてしまいます。

カロリーと栄養バランスの両立に役立つのが「PFCバランス」のコントロール。PFCとは、カラダのエネルギー源となる3大栄養素、タンパク質（Protein）、脂肪（Fat）、炭水化物（Carbohydrate）の頭文字。各々からどんな割合でカロリーを得ているかを表すのが、PFCバランスです。炭水化物はメインのエネルギー源なので、1日の総カロリーの60〜65％程度は摂りたいもの。タンパク質は15％程度、脂肪は20〜25％以内に抑えてください。

気をつけたいのは、3大栄養素ごとにグラムあたりのカロリーが違うこと。炭水化物とタンパク質は1g4kcal、脂肪は1g9kcalですから、PFCバランスを整えるにはもっとも高カロリーの脂肪を減らすのがコツです。脂肪には、肉や魚などに含まれていて意識しにくい、"隠れた脂肪"と呼ばれるものもあります。そこで、調理油やバターなどの目に見える脂肪を優先的に減らすことが大切です。

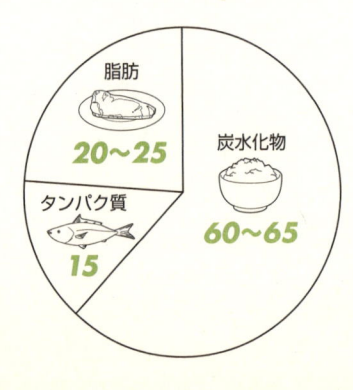

THE SHINGO METHOD

脂肪 **20〜25**
タンパク質 **15**
炭水化物 **60〜65**

### グラム表示にダマされるな。
炭水化物とタンパク質は1g4kcal、脂肪は1g9kcal。3大栄養素を10gずつ含む食品の場合、炭水化物とタンパク質は各々10g×4＝40kcal、脂肪は10g×9＝90kcal。トータル170kcalで、PFCバランスは23.5:53:23.5。同じグラム数でも脂肪を50％以上含む高脂肪食だとわかる。

134

# Eating Right 7
# 夕食こそヤセるチャンス!

　夕食が1日のメインの食事という人は多いのでは？　となると、夕食をどう変えるかがダイエットの行方を左右します。

　当然大事なのは量を抑えること。夕方以降は、副交感神経が優位となり、栄養素の消化吸収に適した環境が整います。ことに、睡眠中はカラダ全体が省エネモードに切り替わって、栄養素の吸収が進みます。つまり、就寝前に食べすぎると、摂ったカロリーの行き場がなくなり、ダブついた分が体脂肪になりやすいのです。少なくとも眠る3時間前には、食事を終えるように心がけてください。

　次はその中身。低脂肪高タンパク質が原則です。

　脂肪はカロリーが高く、摂りすぎると、炭水化物やタンパク質を食べすぎるよりも、体内で脂肪になりやすいこともわかっています。かわりに摂りたいのがタンパク質。タンパク質は、筋肉などのカラダを作るためになくてはならないもので、牛乳などの乳製品、卵、豆腐などの豆類、肉や魚貝類などに豊富です。睡眠中は成長ホルモンが分泌されてカラダの新陳代謝が盛んに行われますが、タンパク質はそのときの貴重な材料となってくれるのです。

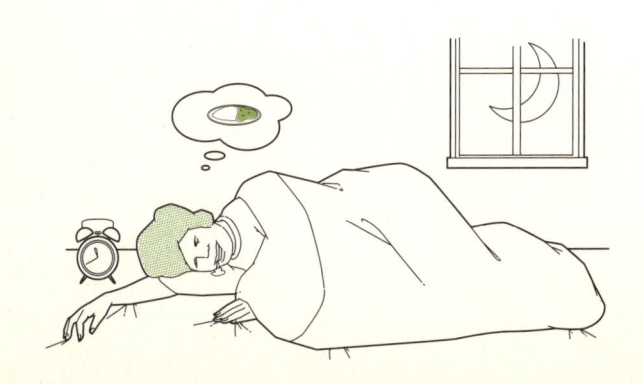

# Eating Right 8
# ゆっくりよく噛んで。

　腹八分目とよく言いますが、空腹を我慢しすぎてドカ喰いしないためにも、ある程度の満腹感は欲しいものです。

　満腹を感じるのは、胃ではなく脳。脳の視床下部という場所に、満腹を感じる満腹中枢があります。食事に含まれる炭水化物が糖質に分解されると、血糖値（血液中の糖質の濃度）が上がり、インスリンというホルモンが出てきます。満腹中枢は、血糖値の上昇とインスリンに反応して、満腹感をもたらすのです。この反応が起こるまでに15〜20分かかりますから、早食いすると満腹中枢を刺激する前に食べすぎてしまいます。少量でも、ゆっくり時間をかけて食べると、満腹中枢が満足して過食が未然に防げます。

　ゆっくり食べるためにも、食事はひと口ずつ噛む習慣を。よく噛んで食べると、食後の特異動的作用（DIT）という発熱現象が活性化されます。DITは消化吸収に使われるもので、平均すると摂ったカロリーの10％前後を消費していて、摂取エネルギーを無駄使いしてくれます。咀嚼の刺激で交感神経が興奮して、DITがアップすることがわかっているのです。

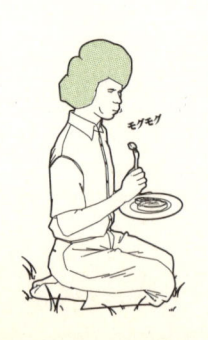

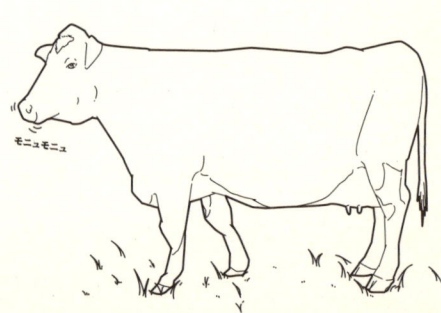

## *Eating Right 9*
# 水はたっぷり、アルコールとお菓子は控えめに。

　食べ物は貴重な水分補給源。食事を減らすと、カラダは水分不足に陥りがちです。そこで水は多めに、1日1.5ℓ程度飲むようにしてください。水を飲むだけで太るという"水太り"は迷信。むしろ、水分が足りないと体内の代謝効率が落ち、体脂肪もよく燃えません。ミネラルウォーターを選ぶなら、ナトリウム（塩分）が少ないタイプを。ナトリウム摂取が増えると、カラダに水分がたまりやすくなり（これこそ水太り）、体重が落ちにくくなります。

　一方ほどほどにしたいのが、お酒とお菓子。どちらもカロリーが高い反面、栄養バランスが良くないため、エンプティカロリーと呼ばれています。「絶対食べない！」とムリに決めると挫折したときの罪悪感が強いもの。好物を全面禁止すると心理的なストレスになりますから、「できるだけ控える」と考えてお酒とお菓子を減らす努力をしてください。小腹が空いたら、おやつにはお菓子ではなく果物や低脂肪ヨーグルトを。空腹感の解消に役立ちますし、果物ならビタミンとミネラル、ヨーグルトならタンパク質が摂れます。

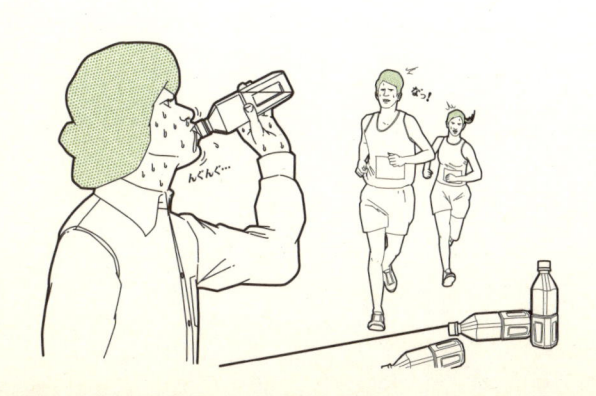

# Eating Right 10
# 揃ってますか、4アイテム。

　カロリーを抑えて、栄養素を過不足なく取り入れる。何だかずいぶん難しく聞こえますが、食事を4つのアイテムで構成すると、案外カンタンに低カロリーバランス食がデザインできます。

　4アイテムとは、主食、主菜、副菜、スープの4つ。究極のヘルシーフードとして世界が注目する和食の伝統である、ご飯＋一汁二菜をアレンジしたものです。主食は、炭水化物を含むご飯やパンなど。主菜は、肉や魚などのおかずで、タンパク質を補ってくれます。副菜は、野菜、イモ、海藻、キノコ、果物などの付け合わせ。ビタミン、ミネラル、食物繊維といった栄養素の供給源です。スープは内容的には副菜に近く、喉を潤して食卓を豊かにしてくれます。

　自炊では4アイテムを忠実に守って。外食は、追加オーダーで4アイテムを完成させます。ビーフカレーなら主食（ご飯）と主菜（牛肉）は足りていますから、ミックスサラダやワカメスープなどを追加します。コンビニで揃えるなら、おにぎり（主食）だけではなく、ゆで卵（主菜）、サラダ（副菜）、味噌汁を加えましょう。

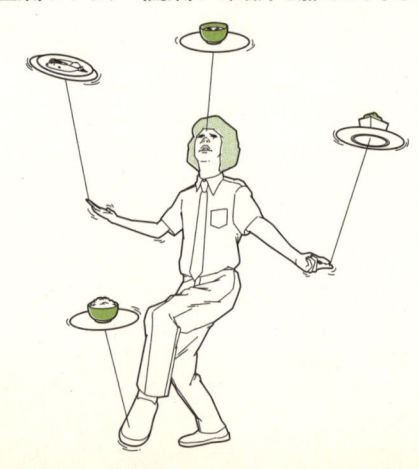

## item 2 ［主菜］

主菜とはおかずのこと。筋肉や血液といったカラダの材料となるタンパク質を補ってくれるものです。タンパク質はアミノ酸から構成されていますが、そのなかには体内で合成できない必須アミノ酸が9種類あります。肉、魚、卵、乳製品、豆類など、いろいろな食品を主菜で食べると、必須アミノ酸がバランス良く摂れます。でもこれらの食品には脂肪分も多いので要注意。牛や豚はロース➡ヒレ、鶏ならもも肉➡ささ身、マグロなら中トロ➡赤身、牛乳もローファットタイプに替えるなどして、低脂肪高タンパクの素材を選びましょう。主菜はレシピ次第でカロリーが大きく変わります。揚げ物は避け、蒸す、焼くなどの調理法で。

## item 1 ［主食］

主食はまさしく食事の中心。ご飯、パン、麺類など、カラダの主要なエネルギー源である炭水化物をしっかり補給してくれます。炭水化物は体内で消化吸収されると糖質に変わり、各細胞で利用されます。よく耳にする血糖値とは、血液中の糖質濃度のこと。カラダにどれくらい糖質があるかの物差しとなります。血糖値の低下はエネルギー不足のサインですから、当然お腹が空きます。そこで食物繊維を含み、ゆっくり消化吸収されて血糖値を長く保つ炭水化物、具体的には玄米、そば、ライ麦パンなどをチョイスしてください。パスタ、シリアル、バナナなどもお薦め。消化吸収が速すぎる食パンやうどんなどはなるべく避けて。

## item 4 ［スープ］

栄養バランスを健全化するには、毎日できるだけ多くの食品を偏らなく食べるのが理想。食材のバラエティを増やすポイントは、主菜の付け合わせとなる副菜です。副菜を2品目摂ってもいいのですが、味の変化や食卓の彩りを考えて、ここではスープをプラスして低カロリーバランス食を完成させます。スープにすると、野菜、イモ、海藻、キノコと、さまざまな食材を同時に口にできます。とくに野菜をスープに入れると、生野菜サラダなどと比べて一度にたくさん食べられます。減量中に足りなくなりがちな水分の補給にもなります。主食が進みすぎて、水太り（P137参照）も招きやすいので、スープの塩味は控えめに。

## item 3 ［副菜］

副菜とは、サラダや煮物など、野菜、イモ、海藻、キノコ、果物などを調理した付け合わせのことです。付け合わせというと主菜の添え物のように思われがちですが、実は主菜と同じくらいたくさん食べたいもの。カラダが求めるビタミン、ミネラル、食物繊維などが豊富に含まれていて、体調を整えます。野菜、海藻、キノコは低カロリー食品なので、毎食どれだけ食べても大丈夫。ただし、カボチャ、トウモロコシ、空豆などはカロリーが高いので、食べすぎに気をつけて。味付けは薄味にして、サラダはノンオイルドレッシングやレモンなどで。生で手軽に食べられる果物は、お菓子の代わりに食間などに摂るのもいいでしょう。

THE SHINGO METHOD

## Eating Right 11
# 食事のカロリーを計算しよう。

賢いダイエッターになるはじめの一歩は、普段食べているモノのカロリーを把握することから。食事日記(P132)をつけて、どれくらいのカロリーを1日に摂っているか、おおまかに知っておきましょう。

*掲載した食品、料理のカロリーはすべて概算です。摂取エネルギーを計算するうえでの目安と考えてください。

| | |
|---|---|
| 鮭塩焼き1切れ | 120kcal |
| ブリの照り焼き1切れ | 180kcal |
| 鶏の唐揚げ | 590kcal |
| 焼き鳥2本 | 210kcal |
| 鶏の照り焼きステーキ | 660kcal |
| タン塩1人前 | 300kcal |
| カルビ1人前 | 460kcal |
| レバニラ炒め | 340kcal |
| 酢豚 | 520kcal |
| 八宝菜 | 510kcal |
| 麻婆豆腐 | 290kcal |
| 棒々鶏 | 260kcal |
| ビーフハンバーグ | 640kcal |
| 和風ハンバーグ | 440kcal |
| だし巻き卵 | 210kcal |
| 肉じゃが | 320kcal |
| 豚の角煮 | 520kcal |
| とんかつ | 920kcal |
| 天ぷら盛り合わせ | 960kcal |
| 豚肉の生姜焼き | 350kcal |
| 餃子5個 | 360kcal |
| ゆで卵1個 | 80kcal |
| 納豆1パック | 100kcal |
| 木綿豆腐1/2丁 | 150kcal |
| 低脂肪牛乳コップ1杯 | 90kcal |

### 主食

| | |
|---|---|
| ご飯お茶碗1杯 | 230kcal |
| ご飯丼1杯 | 450kcal |
| 玄米お茶碗1杯 | 230kcal |
| 赤飯お茶碗1杯 | 250kcal |
| 食パン6枚切り1枚 | 150kcal |
| 食パン8枚切り1枚 | 120kcal |
| ライ麦パン6枚切り1枚 | 160kcal |
| ベーグル1個 | 180kcal |
| ざるそば | 260kcal |
| そうめん | 260kcal |
| ざるうどん | 240kcal |
| シリアル1カップ | 100kcal |
| 梅干しおにぎり1個 | 180kcal |
| 鮭おにぎり1個 | 210kcal |
| いなり寿司1個 | 90kcal |
| バナナ1本 | 80kcal |
| バター 10g | 80kcal |
| マーガリン10g | 80kcal |
| はちみつ大さじ1 | 20kcal |

### 主菜

| | |
|---|---|
| 牛ヒレステーキ120g | 420kcal |
| マグロ赤身刺し身6切れ | 130kcal |

part **2** 【食事編】何をどう食べたらいいの？

THE SHINGO METHOD

## 外食メニュー

| | |
|---|---|
| カレーライス | 650kcal |
| オムライス | 920kcal |
| ハンバーガー | 320kcal |
| ミックスピザ1切れ | 140kcal |
| カツ丼 | 1020kcal |
| 牛丼 | 710kcal |
| 天丼 | 780kcal |
| 親子丼 | 590kcal |
| 中華丼 | 510kcal |
| にぎり寿司1人前 | 560kcal |
| しょうゆラーメン | 520kcal |
| とんこつラーメン | 610kcal |
| チャーシュー麺 | 730kcal |
| 五目チャーハン | 600kcal |
| 冷やし中華 | 600kcal |
| カレーうどん | 410kcal |
| きつねそば | 360kcal |
| ミックスサンドイッチ | 520kcal |
| BLT サンドイッチ | 430kcal |
| カルボナーラスパゲティ | 690kcal |
| 唐辛子とニンニクのスパゲティ | 520kcal |
| タコ焼き8個 | 360kcal |
| お好み焼き | 580kcal |

## 飲みもの

| | |
|---|---|
| オレンジジュース グラス1杯 | 80kcal |
| カフェオレ カップ1杯 | 65kcal |
| ロイヤルミルクティー カップ1杯 | 130kcal |
| ビール 中ジョッキ1杯 | 160kcal |
| ワイン グラス1杯 | 70kcal |
| 日本酒 1合 | 190kcal |
| 焼酎 グラス1杯 | 90kcal |

## 副菜

| | |
|---|---|
| 生野菜サラダ | 120kcal |
| コールスローサラダ | 150kcal |
| トマトサラダ | 160kcal |
| シーザーズサラダ | 340kcal |
| 海藻サラダ | 100kcal |
| キノコサラダ | 100kcal |
| ホウレンソウソテー | 120kcal |
| ヒジキの煮物 | 80kcal |
| 青菜のお浸し | 30kcal |
| ポテトサラダ | 290kcal |
| 里芋の煮物 | 120kcal |
| 野菜炒め | 200kcal |
| グレープフルーツ1個、オレンジ2個、イチゴ15〜20個 | 各々100kcal |
| ノンオイル青じそドレッシング 大さじ1 | 15kcal |
| フレンチドレッシング 大さじ1 | 50kcal |
| サウザンアイランドドレッシング 大さじ1 | 60kcal |
| 中華ドレッシング 大さじ1 | 60kcal |

## スープ

| | |
|---|---|
| 大根の味噌汁 | 40kcal |
| アサリのすまし汁 | 30kcal |
| けんちん汁 | 180kcal |
| 豚汁 | 230kcal |
| コーンポタージュ | 290kcal |
| 中華スープ | 70kcal |
| ワカメスープ | 50kcal |
| オニオンコンソメスープ | 100kcal |
| ポトフ | 310kcal |
| ミネストローネ | 450kcal |

## Exercise 1
# エアロビクスから始めよう。

　運動で最初に取り組みたいのが、エアロビクス（有酸素運動）。ウォーキングのような軽い運動をリズミカルに続けるものです。

　目的は体脂肪を燃やすこと。息が軽く弾むくらいの強さで行うと、血液循環が良くなり、肺から取り入れた新鮮な酸素が筋肉にたっぷり行き渡ります。すると筋肉は、運動のエネルギーを得るために、酸素を用いて体脂肪を燃やすようになります。

　筋肉には、スタミナにあふれたST線維、パワフルなFT線維の2タイプがあります。エアロビクスで活躍するのは、スタミナのあるST線維。毛細血管に取り囲まれ、脂肪を燃やすカマドの役目をするミトコンドリアに富んでいます。エアロビクスを継続すると、毛細血管が増えて血液循環が良くなり、ミトコンドリアも増えることがわかっています。つまり脂肪が燃えやすい体質になるわけです。

　エアロビクスは強度が低いので、経験のない人でも気軽に始められます。汗をかく爽快感を味わうことは、運動の習慣をつけるうえで大切。基礎体力もアップしてラクに運動できるようになりますから、ダイエットの初期は、エアロビクス中心のプログラムを組みましょう。

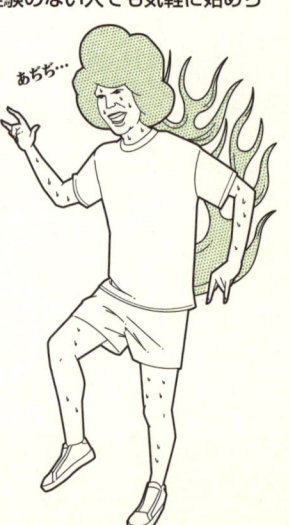

あぢぢ…

part **3** 【運動編】どんな運動が必要なの？

*THE SHINGO METHOD*

# *Exercise 2*
# 筋トレで体質改善！

　筋力トレーニング（筋トレ）とは、ダンベルやマシンなどで刺激を与えながら、筋肉を鍛えるトレーニングです。

　筋トレのターゲットはさまざまですが、ダイエットでは、筋肉を強く大きくするのがおもな目的です。エアロビクスで活躍するのはST線維でしたが、筋トレの主役となるのは力自慢のFT線維。FT線維には、適度な刺激を受けると、少しずつ太くなるという性質があります。これを利用して、筋肉を大きく変身させるのです。

　筋肉が増えると、基礎代謝が増えます。基礎代謝とは、安静時でも体温維持などのために使われている、カラダの基礎的なエネルギー代謝量。そのおよそ40％を筋肉が担っているからです。筋肉はよくエンジンに喩えられますが、実は基礎代謝というアイドリングをしているエンジン。基礎代謝が上がると、消費エネルギーがそれだけ増えますから、太りにくい体質になるのです。最近、筋トレで、筋肉が脂肪を燃やす効率が高まるという嬉しい事実もわかりました。

　そしてもちろん、脚やお尻など気になる部位を鍛えてシェイプすると、お望みのボディラインが手に入るのです。

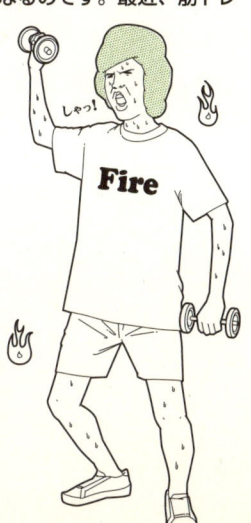

### 運動のベーシックプラン

トレーニングの初期はエアロビクス中心のメニューで、脂肪を燃やして体重を落としながら、運動を続ける基礎体力を養う。後半は筋トレにかける時間を徐々に増やして、体質と体型を変える。

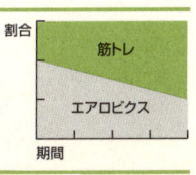

# Exercise 3
# どんなエアロを選ぶ?

エアロビクスとひと口に言ってもいろいろですが、ヤセたいならウォーキングとジョギング(ランニング)がオススメ。どちらも、道具を使わずに、どこでも気軽に始めることができるからです。

体重が重い人、運動に不慣れなビギナーは、ウォーキングから。着地衝撃が少ないので、安全に行えるのが長所です。のんびり歩くだけでは負荷が低すぎるので、なるべく速く歩くことを意識して。

ウォーキングがモノ足りなくなったらジョギングへ。ジョギングは負荷が適度に高く、エネルギー源として体脂肪をどしどし消費してくれます。ただし、着地時に体重の2～3倍の衝撃が足にかかりますから、正しいフォームで着地のショックを吸収しながら走りましょう。クッション性と安定性の高いシューズを用意してください。

エアロビクスの狙いは、できるだけ長い時間続けることにあります。スピードや距離にこだわらないように。はじめのうちは血液中のエネルギー源が使われていて、たまった体脂肪を効率良く燃やす準備が整うまでに15分くらいかかります。ですから1セッションは最低15分以上、週2～3回行うのがいいでしょう。

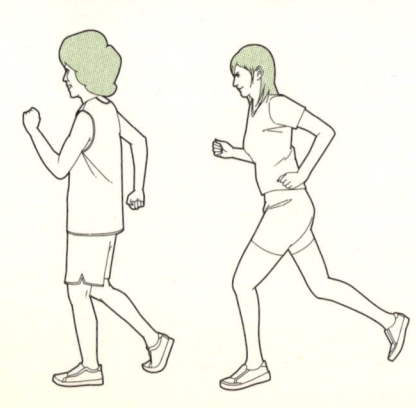

### ウォーキングのフォームチェック
1 顎を引いてまっすぐ前を見る
2 肘を曲げて大きく振る
3 背すじを伸ばして腰を高く保つ
4 大きな歩幅でリズミカルに歩く

### ジョギングのフォームチェック
1 顎を引いてまっすぐ前を見る
2 肩から脱力して腕を自然に振る
3 背すじを伸ばして少し前傾する
4 踵から着地してテンポ良く走る

## Exercise 4
# ラクだからこそ脂肪は燃える。

　ジョギングがダイエットに効くと聞いても、「走るのは辛いからイヤだ」と顔をしかめる人が少なくありません。でもこれは誤解。

　そもそも辛くて長く続けられないようでは、エアロビクスとは呼べません。エアロビクスはラクに長くできる運動。「ラクに」というのがミソで、それくらいの低い負荷でないと、脂肪は燃えてくれないのです。辛さを感じるような速さで走ると、脂肪ではなく、炭水化物（糖質）が使われる割合が高くなります。これでは肥満解消には効率が悪く、糖質がエネルギーになるプロセスで乳酸という疲労物質がたまるので、やがて疲れて運動をやめたくなります。

　時速10kmでラクと感じる人もいれば、時速8kmで辛いと思う人もいます。数字にとらわれず、自分にとってラクな速さで走るのがコツ。隣の人にニコニコ笑って話しかけられる"ニコニコペース"が基本です。より正確なペースを知るためには、心拍数をモニターします。速く走るほど心拍数は上がりますが、最大心拍数（その人の心拍数の限界）の50〜60％程度を保つのが、脂肪を燃やすには効果的です。心拍数については下のコラムを参照してください。

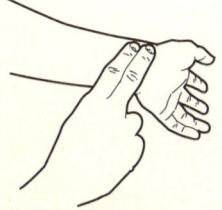

### 心拍数（脈拍数）の測り方
**1** 手首の内側、親指の付け根の血管に中指と人差し指をあてる。
**2** 血管の拍動（脈拍数≒心拍数）を15秒間数える。
**3** ×4で1分間（60秒）の心拍数を計算する。

### 脂肪を燃やす心拍数を知る
**1** 起床時にベッドで脈（安静時心拍数）を測る。
**2** 「220−年齢」という公式で最大心拍数を求める。
**3** 運動強度を決める。脂肪を燃やすなら50〜60％（計算するときは0.5〜0.6）。
**4** 〔(**220**−年齢)−安静時心拍数〕×**0.5〜0.6**＋安静時心拍数で目標とする心拍数を求める。
20歳で安静時心拍数70、運動強度を0.6とすると、〔(220−20)−70〕×0.6+70＝148。1分間に148拍程度で運動すると、脂肪がよく燃える。

# Exercise 5
# ダンベルで世界は変わる。

　筋肉を大きくするには、強い負荷をかける必要があります。肌と同じように、筋肉の細胞も毎日分解と合成を繰り返す新陳代謝を行っています。いつもは分解と合成のバランスが取れていますが、そこへ筋トレなどの強い刺激が加わると、合成が分解を上回るようになり、筋肉はだんだん大きくなるのです。

　筋肉に負荷を加えるといっても、難しく考えないで。たとえば、誰でも知っている腕立て伏せ（プッシュアップ）は、胸、腕、肩の筋肉がまとめて鍛えられますし、いわゆるフッキン（シットアップ）では、お腹の筋肉が引き締まります。このように自分の体重を負荷とするのが、自重トレーニング。どこでも行えるのが特徴です。

　さらに、ダンベルが2個あれば、全身をくまなく鍛えることができます。これがフリーウェイトトレーニング。その名の通り動きが自由な反面、正しいフォームをしっかり覚えるまでには、ある程度のレッスンが欠かせません。しかし、一度やり方をマスターしてしまえば、自宅がスポーツクラブに早変わり。好きなときに好きなだけボディメイクができて、新しい自分に変身できるのです。

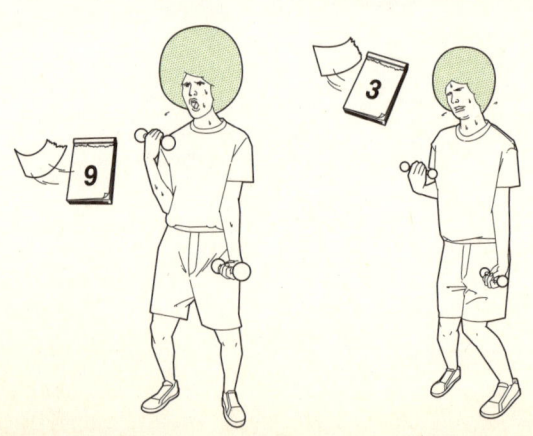

# Exercise 6
# 筋トレを効かせるコツ。

　筋トレは負荷、インターバル、頻度の設定で、効果に差が出ます。

　負荷の設定とは、どんなウェイトを選ぶか。何十回でもラクに持ち上げられるダンベルでは軽すぎますし、3回やったらもうダメというウェイトでは重すぎます。筋肉を大きくするのにちょうどいいのは、「10回反復するのが精一杯」という重さ（10RMといいます）。これを10回1セットとして、3セットほど行います。インターバルとは、セット間の休息のこと。休息を1分程度と短くすると、成長ホルモンの分泌が促されて、筋肉は大きくなりやすいのです。

　トレーニングを続けると筋力がアップしてきますから、それに応じて10RMのウェイトはだんだん重くなるはず。怠けないで、つねにより重いウェイトにチャレンジする意欲を持ちたいものです。

　頻度とは、週何回やるか。強い刺激を受けると、筋肉はミクロレベルで傷つきます。そして48時間程度休むと回復し、今度は以前より太くなろうとします。これが超回復。超回復をタイミング良く連続させるために、2〜3日おきに週2〜3回行うのが合理的です。毎日やると筋肉が回復するヒマがなく、疲労がたまって逆効果です。

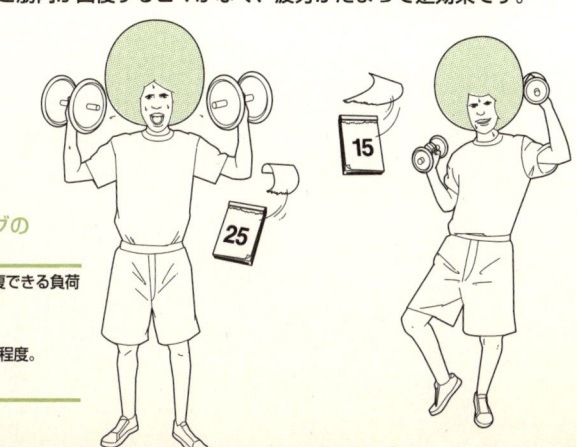

### 筋力トレーニングのプログラム法
1. ギリギリで10回反復できる負荷（ウェイト）を選ぶ。
2. 10回×3セット、インターバルは1分程度。
3. 週2〜3回程度行う。

## Exercise 7
# 大きな筋肉から鍛える。

　体脂肪を減らすための筋トレは、大きな筋肉から鍛えるのが鉄則。大きな筋肉ほど反応が良く、基礎代謝を上げるダイエット効果が高いからです。ここでは合計20種類のエクササイズを紹介しています。毎回すべてをやるのは大変でしょうから、自分の鍛えたい部位から8〜10種目をピックアップしてみてください。

　動作はつねに息を止めないで、ゆっくり行います。スタート姿勢から息を吐きながら3カウント数えてカラダを動かし、息を吸いながら3カウントで元に戻します（1、2、5を除く）。ターゲットとする筋肉を最大に伸ばした状態（フルストレッチ）から、最大に収縮（フルコントラクション）させると、マキシマムな効果が得られます。

　ダンベルを使う種目は10回×3セット。自重を負荷とする場合は、1セット20回を目安に、セット数を次第に増やしていきます。

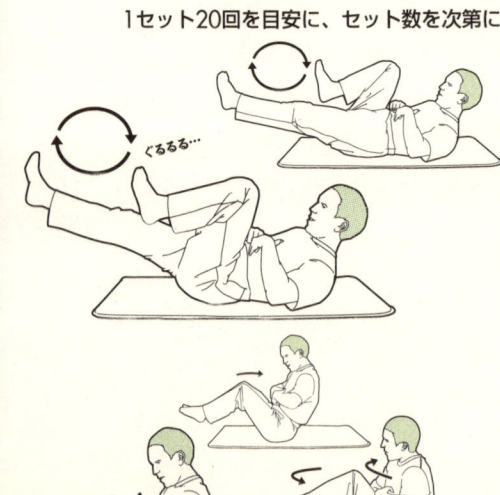

part 3 【運動編】どんな運動が必要なの？

### 1 ペダリング
**腹部（腹直筋、腹斜筋）**

床に仰向けで、上体を起こして腹筋を緊張させる。膝を曲げて片脚を引き寄せて、反対の脚をまっすぐ伸ばす。引き寄せた脚の方に上体をひねりながら、左右交互に自転車を漕ぐように繰り返す。手はお腹に置いて、腹筋が収縮しているか確認する。

### 2 バランスシット
**腹部（腹直筋、腹斜筋）**

床に座り、両脚の膝を曲げて引き寄せる。上体を後ろに倒し、腹筋を緊張させて、倒れないようにバランスを取る。手はお腹に置いて、腹筋が収縮しているか確認する。両膝を軽く引き寄せたり、膝と上体を逆方向にひねったりして刺激。

THE SHINGO METHOD

## 3 クランチ
### 腹部（腹直筋、腹斜筋）

床に仰向けになり、椅子の座面などに両足を乗せる。ふくらはぎは床と平行、膝は直角に。上体を軽く起こして構えて、腹筋を収縮させて上体をさらに引き起こし、ゆっくり戻す。手はお腹に置いて、腹筋の収縮を確認する。

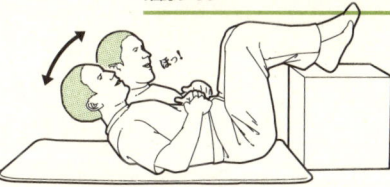

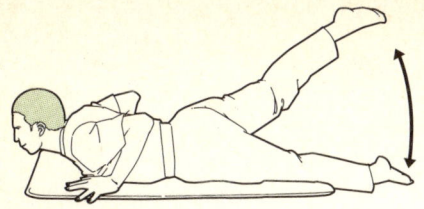

## 4 バックエクステンション
### 腰背部（脊柱起立筋）

床にうつ伏せになり、両脚をまっすぐ伸ばす。両手を肩の左右に置いて上体を固定。脚を伸ばしたまま、片脚ずつできるだけ高く上げ、ゆっくり戻す。両腕も前に伸ばし、対角の片腕と片脚を同時に引き上げるのが、上級者向けのバリエーション。

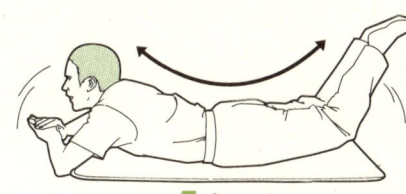

## 5 シーソー
### 腰背部（脊柱起立筋）

床にうつ伏せになり、両脚をまっすぐ伸ばして、両手を揃えて頭の下に置く。反動をつけながら、上体と脚を交互に引き上げて、シーソーのようにカラダ全体を弓反りにする。背筋が強い人向け。腰に不安がある人はやらないこと。

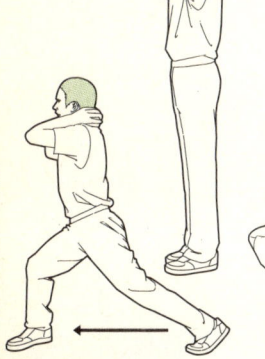

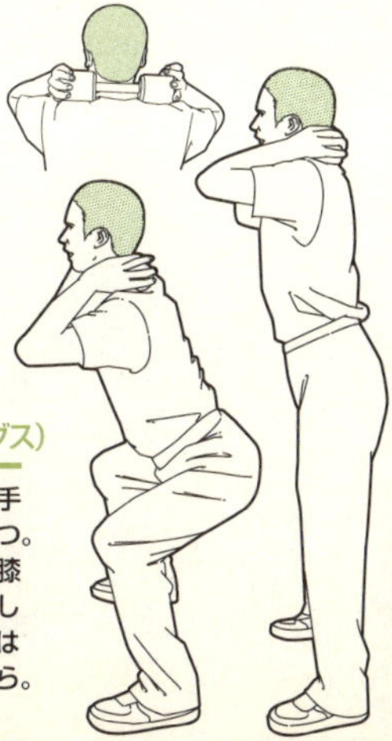

## 7 フロントランジ
### お尻（大臀筋）、太腿前（大腿四頭筋）太腿後ろ（ハムストリングス）

ダンベルを首の後ろに担いで両手で固定。両脚を揃えてまっすぐ立つ。片脚を大きく前に踏み出し、前の膝が直角になるまで腰を深く落として、前脚で床を蹴って戻る。上体はつねに床と垂直にキープしながら。前後を替えて同様に。

## 6 スクワット
### お尻（大臀筋）、太腿前（大腿四頭筋）

ダンベルを首の後ろに担いで両手で固定。両脚を肩幅より広めに開いて立つ。背中の自然なアーチを保って丸めないようにしながら、お尻を真下に下ろし、太腿が床と平行になったら、ゆっくり戻す。膝が爪先よりも前に出ないように注意して。

THE SHINGO METHOD

# part 3 【運動編】どんな運動が必要なの?

## 9 プッシュアップ
胸(大胸筋)、
上腕後ろ(上腕三頭筋)、
肩(三角筋)

手を肩幅よりやや広めにつく。腰を高く上げて、全身を前に乗り出すようにして体重を両腕に乗せる。両腕は床と垂直。肘を曲げて胸を床まで近づけて構え、肘を伸ばして上体を押し上げる。できない人は膝を床について。

## 8 サイドランジ
太腿内側(内転筋)、
太腿前(大腿四頭筋)

両脚を揃えて立つ。両手は腰に。片脚を斜め前に一歩踏み出し、膝を深く曲げて、バランスを取りながら体重をしっかり乗せる。床を蹴って戻る。左右を替えて同様に。

## 10 ベンチプレス
胸(大胸筋)、
上腕後ろ(上腕三頭筋)、
肩(三角筋)

両手にダンベルを持ち、ベンチなどに仰向けに。両足を床につき、背中のアーチを保つ。ダンベルは乳首よりやや下のラインで、グリップを胸の左右で水平にセット。真上に押し上げ、ゆっくり戻す。左右の肩甲骨は寄せたままで。

## 11 フライ
胸(大胸筋)

両手にダンベルを持ち、ベンチなどで仰向けに。両足を床につき、背中のアーチを保つ。ダンベルを胸の左右で八の字に構える。胸を張ったまま、弧を描くようにダンベルを上げ、胸を開くようにしてダンベルをひねりながら戻す。

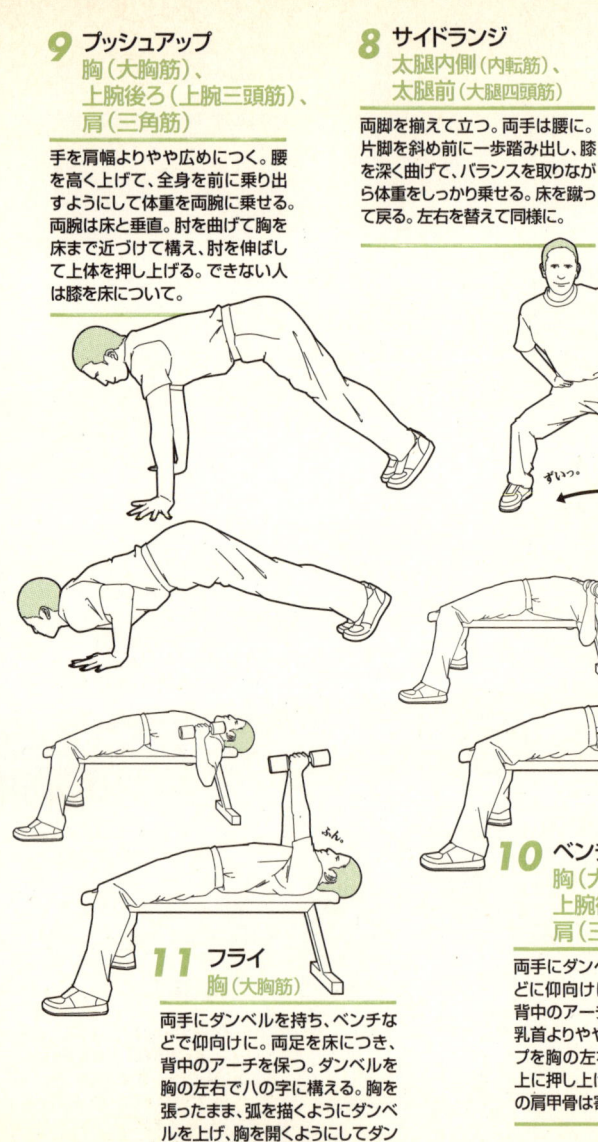

THE SHINGO METHOD

## *14* フロントレイズ
### 肩(三角筋)

両手にダンベルを持ち、両脚を肩幅に開いて立つ。顎を引き、膝を緩めて上体を前傾させる。肘を伸ばしてグリップを太腿の前で水平にセット。肘を伸ばしたまま、肩の高さまでダンベルをまっすぐ正面に引き上げ、顎を上げながら戻す。

## *12* プルオーバー
### 胸(大胸筋)

1個のダンベルを縦に両手で持ち、ベンチで仰向けに。両足を床につき、背中のアーチを保つ。両腕を伸ばして頭の後ろにダンベルをセット。肘を伸ばしたまま、円を描くようにダンベルを胸上まで引き上げ、ゆっくり戻す。脇を締めて。

## *15* サイドレイズ
### 肩(三角筋)

両手にダンベルを持ち両脚を肩幅に開いて立つ。顎を引き、膝を緩めて上体を前傾。肘を少し曲げてグリップを太腿の前で平行にセット。肘の角度を保ったまま、肩の高さまでダンベルを左右に引き上げ、最後に手首を前方へひねり、戻す。

## *16* ワンアームロウイング
### 背中(広背筋)

片手にダンベルを持ち、反対の手と膝を椅子の座面やベンチにつく。背中のアーチを保ち、床と平行に。ダンベルを肩の真下に垂らして構え、脇腹まで引き上げ、ゆっくり戻す。脇を締めて、最後は胸を開く。左右を替えて同様に。

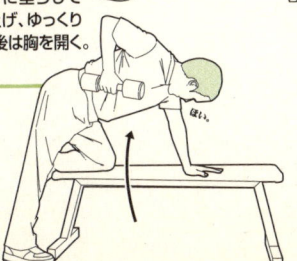

## *13* アップライトロウイング
### 肩(三角筋)、上腕前(上腕二頭筋)

両手にダンベルを持ち、両脚を揃えて立つ。膝を緩めて上体を前傾させる。顎を上げ、肘を軽く曲げてグリップを太腿の前で水平にセット。顎を引きながら、肘でリードするようにダンベルを鎖骨まで上げ、ゆっくり戻す。反動を使わない。

THE SHINGO METHOD

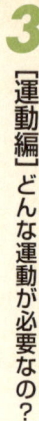

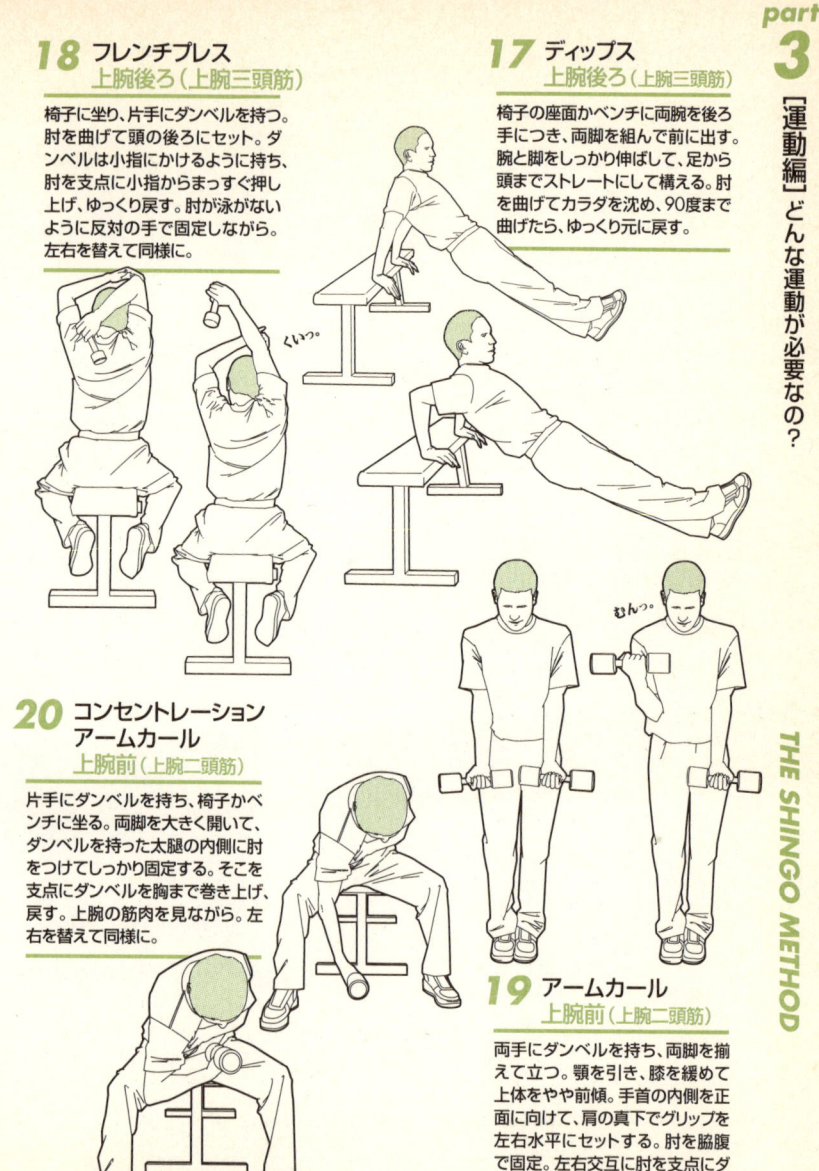

part **3** 【運動編】どんな運動が必要なの？

## *18* フレンチプレス
### 上腕後ろ（上腕三頭筋）

椅子に坐り、片手にダンベルを持つ。肘を曲げて頭の後ろにセット。ダンベルは小指にかけるように持ち、肘を支点に小指からまっすぐ押し上げ、ゆっくり戻す。肘が泳がないように反対の手で固定しながら。左右を替えて同様に。

## *17* ディップス
### 上腕後ろ（上腕三頭筋）

椅子の座面かベンチに両腕を後ろ手につき、両脚を組んで前に出す。腕と脚をしっかり伸ばして、足から頭までストレートにして構える。肘を曲げてカラダを沈め、90度まで曲げたら、ゆっくり元に戻す。

## *20* コンセントレーションアームカール
### 上腕前（上腕二頭筋）

片手にダンベルを持ち、椅子かベンチに坐る。両脚を大きく開いて、ダンベルを持った太腿の内側に肘をつけてしっかり固定する。そこを支点にダンベルを胸まで巻き上げ、戻す。上腕の筋肉を見ながら。左右を替えて同様に。

## *19* アームカール
### 上腕前（上腕二頭筋）

両手にダンベルを持ち、両脚を揃えて立つ。顎を引き、膝を緩めて上体をやや前傾。手首の内側を正面に向けて、肩の真下でグリップを左右水平にセットする。肘を脇腹で固定。左右交互に肘を支点にダンベルを巻き上げ、ゆっくり戻す。

THE SHINGO METHOD

# Exercise 8
# ストレッチを忘れずに。

　運動後は、筋肉の疲れを取るために、念入りにストレッチしてください。筋肉のコンディションを整えるストレッチのなかでも、筋肉を伸ばして静止するスタティック・ストレッチがイチ押しです。

　筋肉を伸ばすと柔軟性が高くなり、関節が動く範囲が広がります。筋肉の血行も良くなり、疲れを軽くしたり、コリをほぐしたりする作用が期待できます。さらに、トレーニングによるケガを防いだり、心をリラックスさせたりする効果もあります。

　注意点は3つ。まずは反動を使わないこと。急に力を加えると筋肉は反射的に縮もうとしますから、ゆっくり伸ばしてください。息を吐きながら筋肉を伸ばしたら、気持ちいいと感じるポイントで10〜20秒ほど静止します。痛みを感じるまで伸ばすのは逆効果。静止ポイントで自然に呼吸したら、息を吸いながら戻ります。

　筋トレと違い、カラダへの負担が少ないので、毎日やっても大丈夫。お風呂上がりなどの日課に取り入れると、筋肉をつねに健やかに保てます。下に挙げた股関節と肩関節はもちろん、時間が許すかぎり全身の筋肉と関節をほぐしましょう。

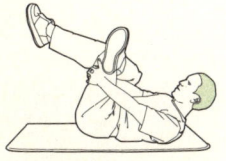

### 股関節のストレッチ

下半身でもっとも大きなジョイントである股関節まわり、とくにお尻の大臀筋をほぐす。大臀筋の柔軟性が低下すると腰痛の原因に。仰向けになり、左脚の太腿を両手で持ち、右脚を曲げて膝にかける。左脚を引き寄せながら、右肘で右脚を押す。左右を替えて同様に。

### 肩関節のストレッチ

上半身の肩関節まわり、とくにトレーニングで疲労しやすい胸と肩の筋肉を伸ばす。両手を後ろで組み、上体を床と平行まで前傾させながら、胸を張るようにストレッチする。逆に両手を前で組み、背中を丸めるように両腕を前へ引っ張ると、背中の筋肉がほぐせる。

# *Exercise 9*
# こんなサプリで効果倍増。

空腹だとカラダがガス欠になり、すぐに疲れてトレーニングが長続きしません。運動前には、カラダの基本的なエネルギー源となる炭水化物（糖質）を摂ってください。とはいえ、満腹でも運動しにくいもの。30分前までに、胃もたれせず、ほどよいスピードで吸収される糖質をサプライするのが理想。バナナや、酵素分解したでんぷん（デキストリン）入りのゼリー食品がオススメです。

筋肉はタンパク質の固まりですから、材料となるタンパク質が足りないと筋肉は大きくなりません。タンパク質は乳製品、肉、魚などに豊富です。より効率的に補うには、乳製品などを精製したタンパク質サプリメント（プロテインパウダー）がお役立ち。筋肉の合成が活発になる運動直後に、牛乳などに溶いて飲むと効果的です。

近頃何かと話題なのがアミノ酸。なかでも注目したいのは、バリン、ロイシン、イソロイシンの分岐鎖アミノ酸です。分岐鎖アミノ酸は運動中のエネルギー産生を助けて、筋肉の分解を抑える働きがあります。疲労を軽くする作用もありますから、運動前後にドリンクやサプリメントで摂るといいでしょう。

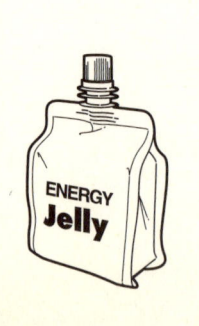

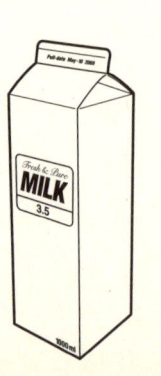

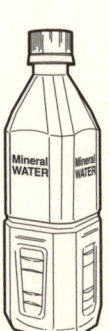

## part 3 【運動編】どんな運動が必要なの？

### 水分補給も怠りなく
発汗で失う水分を補うために、運動中はこまめな水分補給を。ノドの渇きを覚える前に、スポーツドリンクやミネラルウォーターで。

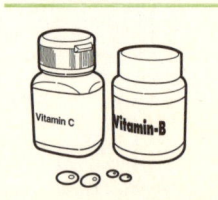

THE SHINGO METHOD

## *Exercise 10*
# カラダを動かす習慣を。

　運動の効果はよくわかったけれど、トレーニングの時間がなかなか作れない……。そんな人はせめて日常生活のなかで、少しでもカラダを動かす努力をしましょう。

　もっとも身近な運動は歩くこと。1万歩歩くと、およそ300kcalを消費します。しかも、そこで使われるのはおもに脂肪なのです。タクシーになるべく乗らない、目的の駅の一つ手前で降りて歩くといった工夫で、1日1万歩を目指してください。

　階段は、無料で使えるトレーニングマシンだと考えて。駅のエスカレーターは使用禁止。オフィスなどでは3階以内の移動でエレベーターを利用しない。こう決めるだけでも、下半身の筋肉が自然に鍛えられますし、少なからずカロリーを消費してくれます。

　P148～で紹介したクランチやプッシュアップといったエクササイズは、道具なしでどこでもカンタンにできます。たとえば、テレビのCFの間に1セット20回やるとすると、1日2種目×3セットくらいはこなせるはず。テレビを観ながら甘いモノを食べるのと比べると、長い目で見て大きな差がつきます。

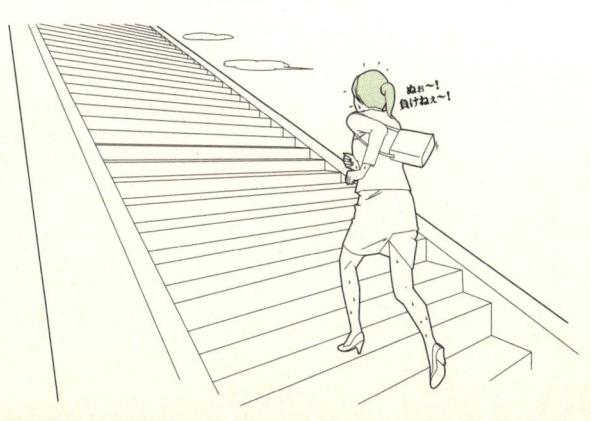

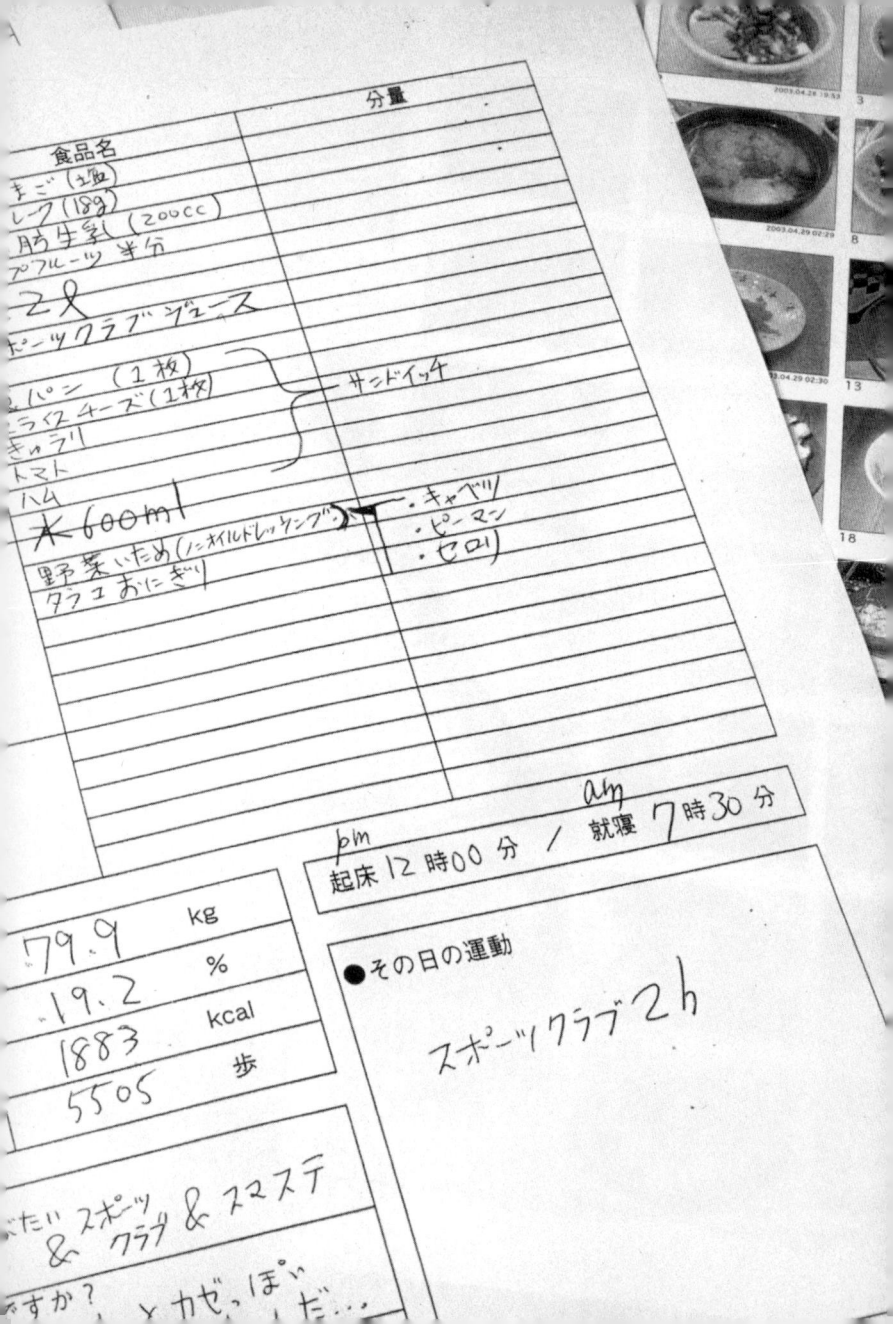

| 食品名 | 分量 |
|---|---|
| たまご (塩) | |
| レバ (18g) | |
| 豆乳 (200cc) | |
| プフルーツ 半分 | |
| Zn | |
| スポーツクラブ ジュース | |
| パン (1枚) ┐ | |
| スライスチーズ (1枚) ├ サンドイッチ | |
| きゅうり │ | |
| トマト │ | |
| ハム ┘ | |
| 水 600ml ┐ ・キャベツ | |
| 野菜いため (ノンオイルドレッシング) ├ ・ピーマン | |
| タラコ おにぎり ┘ ・セロリ | |

pm / am
起床 12時00分 / 就寝 7時30分

79.9 kg
19.2 %
1883 kcal
5505 歩

● その日の運動

スポーツクラブ 2h

〜たい スポーツ
 & クラブ & スマステ
ですか？ 〜 カゼっぽい だ…

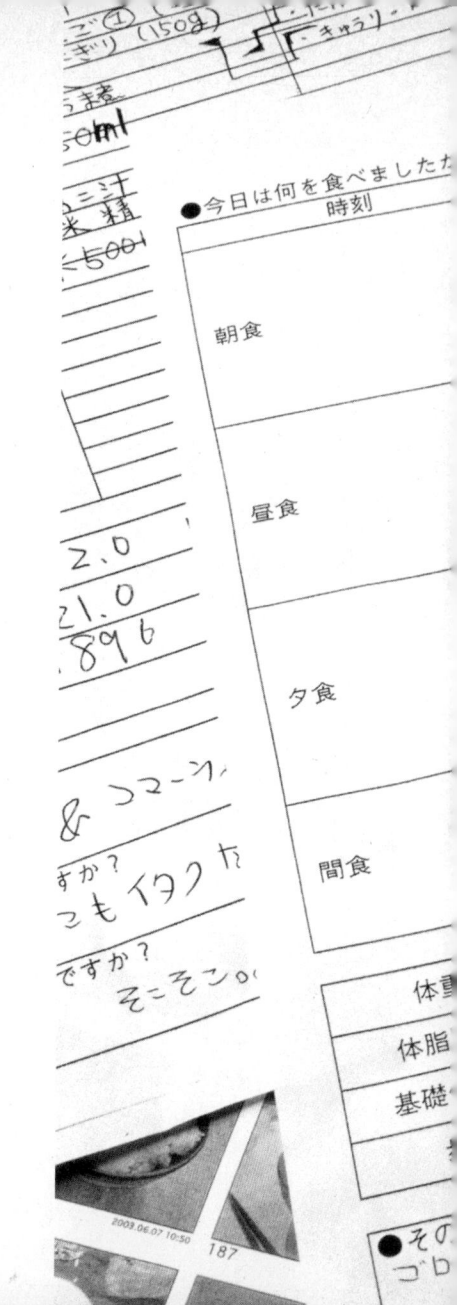

ちょっとキツかった。
でもすごく楽しかった!

## STAFF CREDIT

| | |
|---|---|
| トレーニング指導 | 平間日出郎<br>(セントラルスポーツ アカデミー本部 チーフトレーナー) tel 03・5543・1800 |
| 栄養指導 | 川口絵里(セントラルスポーツ 管理栄養士) |
| 料理製作 | 向後千里／P40〜45 |
| 写真 | 香取慎吾 |
| | 若木信吾 |
| | 天日恵美子 |
| | 勝岡ももこ |
| | 金 玖美 |
| | 山口徹花 |
| スタイリスト | 祐真朋樹 |
| ヘア&メイク | 菊地 勲(RAIZ) |
| イラスト | Shu-Thang Grafix |
| カバーデザイン | 佐藤可士和 |
| 本文デザイン | 細山田光宣 |
| | 米倉英弘(細山田デザイン事務所) |
| 構成 | 井上健二 |
| 編集 | 堀木恵子 |
| | 松浦立依 |
| | 古橋真理 |
| | 塚越陽子 |
| | 木下孝浩 |

本書は健康な成人を対象としています。またダイエットの効果には個人差が大きいことをご承知ください。

# DIET
## SHINGO

ダイエットSHINGO

2003年9月5日　第一刷発行

| | |
|---|---|
| 著者 | 香取慎吾 |
| 発行者 | 石崎 孟 |
| 発行所 | 株式会社 マガジンハウス |
| | 〒104-8003 |
| | 東京都中央区銀座3-13-10 |
| | 電話　販売部　03・3545・7130 |
| | 　　　編集部　03・3545・7050 |
| 印刷・製本所 | 大日本印刷株式会社 |

©2003 Shingo Katori, Printed in Japan
ISBN4-8387-1469-6　C0095
乱丁・落丁本は小社販売部宛にお送りください。
送料小社負担にてお取り替えいたします。
定価はカバーと帯に表示してあります。